Corinna Meyer-Suter

End-of-life Care auf Intensivstationen

Belastungen und Ressourcen von Pflegekräften

disserta
Verlag

Meyer-Suter, Corinna: End-of-life Care auf Intensivstationen: Belastungen und Ressourcen von Pflegekräften. Hamburg, disserta Verlag, 2014

Buch-ISBN: 978-3-95425-448-4
PDF-eBook-ISBN: 978-3-95425-449-1
Druck/Herstellung: disserta Verlag, Hamburg, 2014
Covermotiv: © laurine45 – Fotolia.com

Bibliografische Information der Deutschen Nationalbibliothek:
Die Deutsche Nationalbibliothek verzeichnet diese Publikation in der Deutschen
Nationalbibliografie; detaillierte bibliografische Daten sind im Internet über
http://dnb.d-nb.de abrufbar.

© disserta Verlag, Imprint der Diplomica Verlag GmbH
Hermannstal 119k, 22119 Hamburg
http://www.disserta-verlag.de, Hamburg 2014
Printed in Germany

Trost

Unsterblich duften die Linden -
was bangst Du nur?
Du wirst vergehn, und Deiner Füße Spur
wird bald kein Auge mehr im Staube finden.
Doch blau und leuchtend wird der Sommer stehn
und wird mit seinem süßen Atemwehn
gelind die arme Menschenbrust entbinden.
Wo kommst du her? Wie lang bist Du noch hier?
Was liegt an Dir?
Unsterblich duften die Linden -

Ina Seidel (1885-1974)

Vorwort

Die Idee zu dieser Studie entstand durch eigene Beobachtungen und Erfahrungen im Bereich Sterbebegleitung, die ich im Laufe meiner langjährigen pflegerischen Tätigkeit auf verschiedenen Intensivstationen gemacht habe. Der unterschiedliche Umgang mit sterbenden Schwerstkranken und ihren Angehörigen sowie die häufig erlebte Sprachlosigkeit führten zu intensiver Literaturrecherche, um mehr über diese Phänomene zu erfahren. Wegen der kaum vorhandenen deutschen Studien zu diesem Thema - im Unterschied zu vielfachen internationalen, hauptsächlich nordamerikanischen Veröffentlichungen - gedieh der Plan einer eigenen Erhebung.

Daher gilt mein Dank vor allem den Pflegekräften der Intensivstationen, die durch die Beantwortung meiner Fragen diese Studie überhaupt erst ermöglichten. Ich hoffe, dass die vorliegende Arbeit ihr geduldiges Warten auf Resultate belohnt. Auch den MitarbeiterInnen der Leitungsebenen der beiden Krankenhäuser sei für ihre starke Unterstützung gedankt.

Zusammenfassung

Sterbebegleitung auf Intensivstationen ist besonders schwierig, da hier ÄrztInnen und Pflegekräfte darauf spezialisiert sind Menschenleben zu retten und die Prognose häufig unklar ist. Deutsche Studien, die Belastung und Ressourcen von Intensivpflegekräften im Zusammenhang mit End-of-life Care (EOLC) untersuchen, sind bisher rar. Die vorliegende Arbeit erforscht diese Beziehung und fragt nach den Wunschvorstellungen der Krankenschwestern und -pfleger bezüglich EOLC. Mit Hilfe von vier Hypothesen werden Einflüsse des Zeitbudgets der Pflegekräfte, der Information und Kommunikation zwischen allen Beteiligten, der Therapielinie und der Ressourcenmobilisierung auf die Belastung der Pflegekräfte überprüft.

Es handelt sich um eine schriftliche Befragung des Pflegepersonals (n=193) von fünf Intensivstationen zweier großer Krankenhäuser im Sommer 2001. 85 Fragebögen konnten ausgewertet werden (Rücklaufquote 44%).

Die Sterberate lag auf den internen Stationen deutlich höher als auf den chirurgischen und differierte zwischen 1,2% und 9,3%. Besonders belastend empfanden es die Befragten, wenn die Patienten sehr jung und sympathisch waren, der Tod unerwartet eintrat oder die Therapie unverständlich war. Eine schlechte Prognose wurde hingegen eher als entlastend empfunden. Der Umfang des Zeitbudgets und die Nutzung von Ressourcen beeinflussten den Belastungsgrad signifikant. Die Anwesenheit von Angehörigen sowie die Ablenkung mit angenehmen Dingen erwiesen sich hierbei als entlastend. Zwei Drittel der Befragten sahen auf ihrer Station keine optimalen Bedingungen zur Begleitung Sterbender, da geeignete Räumlichkeiten und Zeit fehlten.

Intensivpflegekräfte möchten ihren sterbenden PatientInnen und deren Angehörigen einen friedlichen und würdevollen Abschied ermöglichen. Viele Gegebenheiten im Umfeld erschweren dies. Angebote zur Unterstützung des Pflegepersonals würden gleichzeitig die EOLC-Qualität verbessern. Erste Schritte zur Entlastung könnten gezielte Fortbildungsangebote, das Einrichten eines Abschiedszimmers, ethische Fallbesprechungen gemeinsam mit ÄrztInnen sowie das Hinzuziehen von Ethik-Konsilen oder externen Hospizhelfern sein. Um dauerhaft ein mixed-management model mit einem Miteinander von Intensivmedizin, Palliative Care und Hospice Care zu implementieren, bedarf es der Akzeptanz des Todes auch auf Intensivstationen und des Umsteuerns auf der Krankenhausleitungsebene.

Abstract

Background: It is extremely difficult to provide terminal care in intensive care units since doctors and nurses specialize in saving human lives and prognoses are often ambiguous. So far, few German studies have researched the pressures on intensive care nurses, and the resources available to them, in relation to end-of-life care.

Objective: This paper investigates both the above-mentioned relationship and the requests and needs nurses have with respect to EOLC.

Methods: This study is based on a written survey of the nursing staff (n=193) of five ICUs in two big hospitals which was carried out in the summer of 2001.

Results: 85 questionnaires were analyzed (44% response rate). The death rate was considerably higher on internal wards than on surgical wards and varied between 1.2 percent and 9.3 percent. According to the respondents, stress factors consist of young age of the patient, unexpected death, ambiguous therapy and empathy with the patient, while bad prognoses relieve the strain on the nursing staff. Both the available time budget and the specific resource utilization have a significant effect on stress levels. In this context, the presence of relatives and pleasant experiences which distract the patient are factors that relieve the stress felt by the nursing staff. Two-thirds of the respondents stated that their wards did not provide optimum conditions for supporting dying patients due to a lack of time and suitable premises.

Conclusions: Intensive care nurses would like to create conditions that allow dying patients and their relatives to take leave of each other in a peaceful and dignified manner. A range of supportive measures could relieve the nursing staff and simultaneously improve the EOLC quality. Specific training activities, the establishment of a hospice room, ethical case discussions involving the doctors and the mobilization of ethics committees or external hospice volunteers could represent initial steps towards relieving the strain felt by nurses. The implementation of a sustainable mixed-management model that integrates intensive care medicine, palliative care and hospice care requires the acceptance of death on intensive care units and a general reorientation at the hospital management level.

Inhaltsverzeichnis

Abbildungsverzeichnis

Tabellenverzeichnis

1. Einleitung

In Deutschland sterben zurzeit pro Jahr ca. 800.000 Menschen. Aufgrund der demografischen Entwicklung wird diese Zahl in Zukunft ansteigen (*Statistische Ämter des Bundes und der Länder*, 2007). Trotz des Wunsches der meisten Menschen zu Hause zu sterben, verbringen etwa die Hälfte von ihnen ihre letzten Stunden, Tage oder Wochen in einem Krankenhaus (*Ochsmann et al.*, 1997). Doch gerade in Krankenhäusern scheint die professionelle Betreuung Sterbender die größten Defizite aufzuweisen. Pflegekräfte fühlen sich unsicher im Umgang mit Sterbenden und deren Angehörigen und berichten über Kommunikationsprobleme (*Kaluza & Töpferwein*, 2005).

Intensivstationen gibt es in den meisten Krankenhäusern. Vieles unterscheidet sich hier von Normalstationen, und alles zielt darauf ab, Menschenleben zu retten. Trotzdem sind deutsche Intensivstationen für ca. 8% ihrer PatientInnen der Ort des endgültigen Abschieds vom Leben (*Schuster*, 1998). Auf europäischen Intensivstationen wächst die Anzahl der PatientInnen, die kaum Aussicht auf Heilung haben (*Carlet et al.*, 2004).

Betreut werden diese Menschen von Pflegekräften, die vor allem geschult sind im Wiederbeleben, im Umgang mit Geräten und im schnellen Reagieren auf jegliche Art von Notfällen. Doch häufig wissen die Helfenden nicht, ob der/die betreffende PatientIn im Falle eines plötzlichen Herz-Kreislaufstillstandes reanimiert werden möchte (*Principal Investigators*, 1995, zitiert in *Miller, Forbes & Boyle*, 2001). Wann die Pflege eines/einer PatientIn zu einer Sterbebegleitung wird, lässt sich aufgrund unklarer Prognosen über Krankheitsverläufe in der Intensivmedizin vielfach erst im Nachhinein bestimmen (*Carlet et al.*, 2004). Wird eine lebenserhaltende Therapie abrupt abgesetzt, kann der Tod sehr schnell eintreten. Stimmt also die Analyse des Präsidenten der Deutschen Gesellschaft für Palliativmedizin: *"Nirgendwo ist durch die medizinischen Möglichkeiten, den Todeszeitpunkt zu manipulieren, Sterbebegleitung so schwierig wie in der Intensivmedizin."* (*Müller-Busch*, 2001, S. 733)?

Wie sich unter diesen Rahmenbedingungen Sterbebegleitung auf Intensivstationen gestaltet und welche Wunschvorstellungen Pflegekräfte dazu äußern, ist die allgemeine Forschungsfrage dieser Arbeit. Ihr spezielles Interesse gilt dabei den Ressourcen und Belastungen von Pflegekräften. Zur genaueren Analyse werden vier Hypothesen aufgestellt, die den Einfluss von Zeitumfang, Informations- und Kommunikationsfluss,

Kongruenz von Therapielinie und PatientInnenwille sowie Ressourcenmobilisierung auf die Belastung der Pflegekräfte während einer Sterbebegleitung prüfen.

Der Begriff „End-of-life Care" (EOLC) wurde gewählt, um eine umfassende Betrachtung zu ermöglichen. Hierin enthalten ist die Vision eines Miteinanders von institutioneller intensivmedizinischer und palliativer sowie externer hospizlicher Betreuung in enger Zusammenarbeit mit PatientIn und Angehörigen. Im Vordergrund steht die Prämisse, die Würde und Selbstbestimmung der PatientInnen zu achten mit dem Ziel, die bestmögliche Lebensqualität zu gewährleisten und für die Befriedigung ihrer körperlichen, psychischen, sozialen und spirituellen Bedürfnisse zu sorgen.

Die vorliegende Studie schildert die Ergebnisse einer im Sommer 2001 durchgeführten schriftlichen Befragung des Pflegepersonals von fünf Intensivstationen zweier großer Krankenhäuser und setzt sich umfassend mit „End-of-life Care" auseinander.

Begonnen wird mit einem Blick auf die „Kultur des Sterbens" (Kapitel 2). Dieser weite Blickwinkel verdeutlicht, dass der Umgang mit dem Sterben ein Produkt der Gesellschaft und der jeweiligen Zeitepoche ist. Es wird die Vermutung geäußert, dass wir uns am Beginn einer Ära der lebendigeren Sterbekultur befinden könnten (*Heller*, 1994).

Das 3. Kapitel thematisiert das Sterben in Institutionen. Zunächst werden statistische Daten zu Sterbeorten erläutert. Im Anschluss erfolgt eine kurze Darstellung der unterschiedlichen Rahmenbedingungen, die Hospizdienste, Altenheime und Krankenhäuser zur Betreuung Sterbender aufweisen.

Kapitel 4 richtet den Focus auf die Intensivstation. Begonnen wird mit einem geschichtlichen Abriss, der zeigt, welchen rasanten Veränderungen die Intensivmedizin unterworfen ist. Zur besseren Vorstellung der besonderen Gegebenheiten auf Intensivstationen werden deren Struktur sowie der intensivmedizinische Behandlungsprozess, dessen Ziele und mögliche Ergebnisse erläutert.

Nachdem in Kapitel 4 schon angeklungen ist, dass z.B. bei Fragen des Therapieabbruchs oder der Organexplantation rechtliche Bestimmungen eine wichtige Rolle spielen, wird im Anschluss diesen Rahmenbedingungen ein ganzes Kapitel (5) gewidmet. Dies geschieht vor allem in dem Bewusstsein, dass es auf diesem Gebiet große Unsicherheiten, sowohl auf pflegerischer, als auch auf ärztlicher Seite gibt (*Carlet et al.*, 2004). Der Stellenwert, den in dem Zusammenhang rechtliche Regelungen einnehmen, ist zu hoch, um diese in den Anhang zu verbannen. Neben wichtigen Gesetzestexten und Rechtsnormen wird hier deshalb auch auf die Rechtsprechung sowie auf Leitlinien und vorsorgliche Erklärungen eingegangen. Eine Synopse und ein Blick auf aktuelle Entwicklungen schließt diesen Teil ab.

Kapitel 6 bildet den theoretischen Kernbereich der vorliegenden Arbeit. Beginnend mit der Beschreibung der Ist-Situation der Sterbebegleitung auf Intensivstationen, folgt die Betrachtung der Bedürfnisse sterbender PatientInnen und ihrer Angehörigen. Danach stehen die Bedürfnisse und Belastungsfaktoren der begleitenden Pflegekräfte im Mittelpunkt des Interesses. Maßnahmen und Konzepte zur optimalen Versorgung Sterbender werden am Ende dieses Abschnitts vorgestellt.

In Kapitel 7 wird die Methodik dieser Untersuchung erläutert. Beschrieben werden dabei Fragestellung und Ziel, gewählte Instrumente, Untersuchungsablauf, Studienpopulation sowie die statistische Auswertung.

Kapitel 8 beinhaltet die Ergebnisse der vorliegenden Arbeit, die in einem deskriptiven und einem analytischen Teil getrennt dargestellt und anschließend zusammengefasst werden. Eine Gegenüberstellung dieser Ergebnisse mit denen anderer Studien erfolgt im 9. Kapitel. Die Erkenntnisse aus dem Vergleich werden diskutiert und interpretiert.

Den Abschluss bildet Kapitel 10. Hier werden die Schlussfolgerungen aus dieser Arbeit gezogen und versucht Perspektiven zur Verbesserung von „End-of-life Care" aufzuzeigen.

2. Sterbekultur in Deutschland

Befinden wir uns zurzeit in einer Umbruchphase der Sterbekultur in Deutschland? Neigt sich das vom französischen Historiker Philippe Ariès (1914 - 1986) beschriebene „Modell des ins Gegenteil verkehrten Todes" seinem Ende zu? Einige Entwicklungen scheinen darauf hinzudeuten.

„Kultur" wird im Wörterbuch der Soziologie definiert als „...die Gesamtheit der Lebensformen, Wertvorstellungen und der durch menschliche Aktivitäten geformten Lebensbedingungen einer Bevölkerung in einem historischen und regional abgrenzbaren (Zeit-)Raum... " (Hillmann, 1994, S. 460). Von ihr leiten sich Normen, Rollen, Traditionen und Verhaltensmuster ab. Die „Sterbekultur" beschreibt somit den Ausschnitt der Kultur, der den Rahmen für den Umgang einer Gesellschaft mit dem Thema Sterben bildet. In den USA benannte Robert Kastenbaum 1972 mit „death system" ..."Teile der Kultur, die mit Sterben, Tod und Trauern zu tun haben und mit der Art und Weise, in der wir unsere Sterblichkeit leben" (Morgan, 2003, S. 15). Die Sterbekultur ist also ebenso wie die Kultur als Ganzes den jeweiligen historischen Strömungen unterworfen.

Der Geschichtsforscher unterschied im Laufe der Geschichte fünf Modelle, die jeweils für einen gewissen Zeitabschnitt typisch waren (*Ariès*, 1996):

1. der gezähmte Tod (frühe Geschichte bis ins Mittelalter)
2. der eigene Tod (etwa 12. – 15. Jahrhundert)
3. der lange und nahe Tod (etwa 16. – 18. Jahrhundert)
4. der Tod des Anderen (19. Jahrhundert)
5. der ins Gegenteil verkehrte Tod (ab dem 20. Jahrhundert)

Der Wandel lässt sich seiner Meinung nach an vier Parametern beobachten: dem Bewusstsein des Menschen von sich selbst, der Verteidigung der Gesellschaft gegen die wilde Natur, dem Glauben an ein Leben nach dem Tode und dem Glauben an die Existenz des Bösen.

Bis ins Mittelalter war der Tod etwas Vertrautes und Alltägliches, und das Sterben fand mitten in der Gemeinschaft statt. Die Sterbezeremonie, in der der Sterbende eine aktive Rolle einnahm, stärkte das Zusammengehörigkeitsgefühl. Da der Tod aber auch das Überleben der ganzen Sippe gefährden konnte, stellte er gleichzeitig eine Prüfung ihrer Stabilität dar und konnte zu einer Schwächung ihres Verteidigungssystems führen. Der eigentliche Tod wurde nicht als Lebensende aufgefasst, sondern zunächst nur als Eintritt in ein Übergangsreich, in dem die Verstorbenen in Ruhe auf das wirkliche Ende warteten. Obwohl der Tod etwas Vertrautes war, stellte er doch – vor allem, wenn er plötzlich kam und nicht genug Zeit bot, materielle und spirituelle Angelegenheiten zu regeln – ein Unglück dar.

Das zweite Modell unterscheidet sich vom vorherigen in den Bereichen „Bewusstsein des Menschen von sich selbst" und „Glauben an ein Leben nach dem Tode". Der Grund hierfür ist ein stark ausgeprägter Individualismus. Der einzelne Mensch konnte und wollte sein Schicksal selbst in die Hand nehmen. Sein Körper durfte das Leben genießen oder/und Buße tun, während seine Seele nach dem Tod unsterblich wurde. Mit der Verfassung eines Testamentes bewirkte der Verstorbene einerseits ein positives Andenken an seine Person in der Welt, und andererseits meinte er so beim „Jüngsten Gericht" seine Aussicht auf einen Platz im Himmel zu verbessern. Nach seinem Tod wurde der Leichnam umhüllt, so dass niemand mehr den Anblick eines Toten gewahr wurde. Kirchliche Zeremonien sorgten dafür, dass sich die Phase zwischen Todeszeitpunkt und Beerdigung verlängerte. Als sichtbares Zeichen seiner gewesenen Existenz verblieb nun meist ein Grabstein auf dem Friedhof oder in der Kirche (*Ariès*, 1996; *Morgan*, 2003).

Das Modell des langen und nahen Todes unterscheidet sich vor allem in der Abwehr der wilden Natur von den vorherigen Epochen. Erste Erfolge der Naturwissenschaften trugen das Ihrige dazu bei. Der Glaube an Gott (Reformation) und die Gefühle der Menschen befanden sich im Aufruhr, was sich auch in den Darstellungen des Todes abbildete. Er faszinierte und flößte gleichzeitig Angst ein, besonders die, lebendig begraben zu werden. Der Tod schien wieder wie einst unberechenbar zu sein.

Die stürmischen Entwicklungen des 19. Jahrhundert lassen sich auch an der Veränderung der Sterbekultur ablesen, die alle vier Parameter betrifft. Die aufgrund der besseren Hygienemaßnahmen und des medizinischen Fortschritts gestiegene Lebenserwartung schuf die Möglichkeit längerfristige Bindungen einzugehen und eine Privatsphäre aufzubauen. Es bildete sich die Kernfamilie. Im Modell „der Tod des anderen" machte nicht mehr der eigene Tod Angst, sondern die Tatsache von einem geliebten Wesen Abschied nehmen zu müssen. Durch die Vorstellung die Lieben einst im Jenseits wieder zu sehen, bekam der Tod eine schöne Gestalt. Vor der Hölle fürchtete sich niemand mehr.

Für das 20. Jahrhundert trifft das Modell des ins Gegenteil verkehrten Todes zu. Es stellt eine Weiterentwicklung des Todes des Anderen dar, wenn auch die Auswirkungen teilweise ein sehr verändertes Bild erzeugen. Die in der Romantik zelebrierte letzte Kommunion mit Gott oder mit den Anderen wurde dadurch erschwert bzw. verhindert, dass dem Sterbenden zu dessen Schutz die gesundheitliche Prognose verheimlicht wurde. Gleichzeitig sorgte eine nun häufig stattfindende Einlieferung in ein Krankenhaus für eine „Beschmutzung" und Entprivatisierung des Todes. Die Gemeinschaft trat vollkommen in den Hintergrund, die Medizin hatte die wilde Natur scheinbar im Griff und für die Organisation des kollektiven Lebens war nicht mehr die Gemeinschaft zuständig, sondern der Staat mit seinem Regelwerk. Statt traditioneller Gemeinschaft existiert nun eine Massengesellschaft, die ..."*von unwiderstehlichen Strömungen durchzogen* [wird], *die sie in einen permanenten Krisenzustand verset-zen und zu sporadischen Aggressivitätsausbrüchen oder kollektiven Phobien treiben*" (*Ariès*, 1996, S. 787). Ariès sieht dies neben der Bedeutung des Anderen als Ursa-che für die Negierung des Todes. Dem Sterbenden wurde nun weniger mit Mitleid gegenübergetreten als mit Scham und Ekel. Das Böse war nicht mehr von Natur her böse, es bildete sich als Folge einer Fehlleistung der Gesellschaft und konnte daher durch Überwachung und Sanktionen eliminiert werden. Die Todesangst blieb und der Tod gewann seine einst gezähmte Wildheit zurück.

Philippe Ariès verstarb 1986 und konnte somit nur die Anfänge der Hospizbewegung beobachten. Würde er in der stetigen Verbreitung des Hospizgedankens vielleicht den Beginn eines neuen Modells erkennen?

Andere Autoren (*Vovelle*, 1983 zitiert in *Feldmann*, 1997) betonen den Einfluss der demografischen Entwicklung auf den Umgang mit Sterben und Tod. Ein genauerer Blick darauf hilft uns, die bis ins Ende des letzten Jahrhunderts wachsende Ausblen-dung des Todes in unserer Gesellschaft besser zu verstehen. Im Mittelalter waren die Menschen den Infektionskrankheiten vollkommen hilflos ausgeliefert. So starb allein an der Pest im 14. Jahrhundert ca. ein Drittel der Bevölkerung Europas (*Tuchmann*, 1984 zitiert in *Morgan*, 2003). Einer gewissen demografischen Beruhigung im 16. Jahrhundert folgten erneute massive Einschnitte durch anhaltende Kriege und eine Rückkehr der Pest. Eine Erholungsphase im 18. Jahrhundert wurde abgelöst durch neue Seuchenausbrüche (Cholera, Typhus), die durch die Urbanisierung begünstigt wurden. Gleichzeitig wurden nun aber Mittel entwickelt und angewandt, die Krankheit und Schmerz lindern konnten. Die durchschnittliche Lebenserwartung stieg erheblich, was vor allem auf die Eindämmung der Säuglings- und Kindersterblichkeit zurückzu-führen ist (*Feldmann*, 1997). Dadurch dass nun zunehmend ein höheres Alter erreicht wird, wächst die Zahl der damit assoziierten chronisch-degenerativen Erkrankungen kontinuierlich. Diese sind häufig mit einem langen Leidensweg verbunden, so dass der Tod nicht plötzlich eintritt, sondern das Sterben einen langsamen Prozess darstellt (*Heller*, 1994). Klaus Feldmann spricht in diesem Zusammenhang von „reduzierten Individuen", die ihr eigenes „Hoch-Selbst" überleben können und stellt die These auf: *„Die moderne Identität wird durch ein lebenslanges psychisches und soziales (Partial)-Sterben geprägt ..."* (*Feldmann*, 1997, S. 46).

Wie gehen wir nun Anfang des 21. Jahrhunderts mit Sterben und Tod um? Wir wissen mehr über die biologischen Vorgänge am Lebensende als alle Generationen vor uns. Forscher befragten Studenten zum Thema Tod und stellten fest, dass diese häufiger an den Tod denken, als ihre Großeltern dies taten (*Lester & Becker*, 1992-93 zitiert in *Morgan,* 2003). Wird der Tod noch – wie von Ariès beschrieben - im psychologischen Sinn verneint? Spiegelt sich in der Verneinung des Todes vielleicht überdies eine Reaktion auf zwei Weltkriege und die verheerenden Geschehnisse des Holocaust wieder, in denen der Tod vehement in den Alltag der Menschen zurückgekehrt war? Die Einen wollten sich ihrer folgenreichen Taten nicht erinnern; die Anderen mussten vergessen, um das ihnen und ihren Familien widerfahrene Leid zu überwinden, um weiterleben zu können. Die Täter und Opfer, die diese Zeit überlebt haben, sind nun größtenteils am Ende ihrer statistischen Lebenserwartung angelangt. Die jetzt lebenden Generationen sind vorwiegend nicht mehr direkt von diesen grausamen Ereignissen betroffen. Daher ist der Weg möglicherweise offen für eine untraumatische Auseinandersetzung mit dem Thema Sterben.

Einen ersten großen Schritt zur Thematisierung des Sterbens machten Barney G. Glaser und Anselm L. Strauss, indem sie das Verhalten von Menschen untersuchten, die an Sterbesituationen im Krankenhaus beteiligt sind. Die Ergebnisse erschienen 1965 unter dem Titel „Awareness of Dying" und wurden 1974 als „Interaktion mit Sterbenden" ins Deutsche übersetzt. Eine noch größere Popularität, vor allem auch im nichtwissenschaftlichen Bereich, erlangte die in den USA vor kurzem verstorbene Schweizer Ärztin Elisabeth Kübler-Ross, die Gespräche mit Sterbenden führte und ihr daraus resultierendes Sterbephasenmodell 1969 veröffentlichte. Ihr Buch "On Death and Dying" wurde bereits 1971 ins Deutsche ("Interviews mit Sterbenden") übersetzt. Beide Bücher gelten noch heute als Grundlage der Sterbeforschung und ihre Theorien sind inzwischen von einigen Wissenschaftlern weiterentwickelt worden. In den letzten Jahren erscheinen immer mehr Publikationen, die sich mit dem Thema Sterben und Tod auseinandersetzen. Sie kommen aus unterschiedlichen Bereichen der Wissenschaft (Anthropologie, Ethik, Ethnologie, Geschichte, Jura, Medizin, Pflege, Psychologie, Soziologie, Thanatologie, Theologie) oder sind Erfahrungsberichte (Nahtoderlebnisse, Betreuungsschilderungen). Ebenso spiegelt sich in anderen Medien ein steigender Bedarf an Auseinandersetzung mit dieser Materie ab. In der öffentlichen Diskussion steht vor allem die Sterbehilfe in all ihren Nuancen im Vordergrund. Die Hospizbewegung als klarer Gegner einer aktiven Sterbehilfe wächst beständig und verfügt inzwischen in Deutschland über 1.103 ambulante und 158 stationäre Einrichtungen, die von 156 Palliativstationen ergänzt werden (*Deutsche Hospiz Stiftung*, 2008). Veränderungen sind auch im Bestattungswesen zu beobachten. Hier zeigt sich ein Trend weg vom Familiengrab hin zur anonymen Bestattung. Andreas Heller vermutet aufgrund dieser teils widersprüchlicher Realitäten, dass wir „*...in den modernen, ausdifferenzierten Gesellschaften an einem Übergang von einem erstarrten Sterbekult zu einer lebendigeren Sterbekultur...*" stehen (*Heller*, 1994).

3. Sterben in Institutionen

Über 90% der Menschen möchten gern ihre letzten Lebenstage in ihrer eigenen Wohnung verbringen (*Schmitz-Scherzer*, 1997 zitiert in *Deutscher Bundestag*, 2002). Andererseits beanspruchen sie medizinische Hilfe, so lange dies Erfolg verspricht. Die Grenzen zwischen Erfolg und Misserfolg einer Therapie sind fließend. Die Genesungschancen bei einer schweren Erkrankung, die ein Laie kaum abschätzen kann, lassen sich sogar durch professionelle Helfer nicht mit absoluter Gewissheit prognostizieren.

Es gibt in Deutschland kaum Daten über die Orte des Sterbens, da diese nur auf den Leichenschauscheinen angegeben werden und nicht in die Sterbefallzählkartenstatistik der Statistischen Landesämter eingehen. Der Anteil der im Krankenhaus verstorbenen PatientInnen kann aus den Meldungen der Krankenhäuser errechnet werden, die Verteilung auf andere Sterbeorte (Zuhause, Altenheim, Hospiz, anderes) bleibt unbekannt. Die wenigen Untersuchungen, die es gibt, weisen darauf hin, dass in anderen Ländern Menschen häufiger in Institutionen sterben als in Deutschland (*Ochsmann et al.*, 1997). Bis 1975 stieg der Anteil der im Krankenhaus verstorbenen in den meisten Ländern an und die Unterschiede zwischen den Ländern wurden kleiner. In der BRD kletterte die Zahl von ca. 43% 1960 auf ca. 54% 1975, während sie sich in der DDR in diesem Zeitraum konstant um ca. 41% hielt. In der Periode von 1975 bis 1990 verlangsamte sich in vielen Staaten der Anstieg bzw. wurde sogar rückläufig. So sank in der BRD der Anteil im Krankenhaus verstorbener von ca. 54% auf ca. 51%, wohingegen er in der DDR von ca. 41% auf 48% stieg (*Blumenthal-Barby*, 2001). Das Statistische Bundesamt gab an, dass im Jahr 1999 in der Bundesrepublik 860.000 Menschen starben, davon 52% in Krankenhäusern, 14% in Alten- und Pflegeheimen und 29% in einer Privatwohnung, wobei die letzten beiden Zahlen auf Schätzungen beruhen (*Deutscher Bundestag*, 2002). Eine Emnid-Umfrage im Auftrag der Deutschen Hospiz Stiftung ermittelte im Jahr 2003 einen Anteil von 2,1% der Verstorbenen, die durch Palliative Care und ca. 4,3%, die hospizlich begleitet wurden (*Deutsche Hospizstiftung*, 2003).

Randolph Ochsmann et al. haben 1995 in Rheinland-Pfalz Sterbedaten vom Statistischen Landesamt mit den Sterbeorten der Leichenschauscheine verknüpft und kamen so zu den für Deutschland bislang einzigen konkreten und teilweise überraschenden Ergebnissen der Sterbeortforschung (*Ochsmann et al.*, 1997). Lediglich 44,1% der Menschen in den ausgewählten Regionen verstarben im Krankenhaus, 12,8% im

Altenheim, 37,3% in der eigenen Wohnung, 2,5% in einer anderen Wohnung und 1,7% an sonstigen Orten. Keine Angaben über den Ort gab es für 1,7% der Sterbefälle.

Da der von *Ochsmann et al.* für 1995 ermittelte Anteil an Todesfällen in Krankenhäusern gut mit den Daten des Statistischen Landesamtes übereinstimmt (44,1% vs. 44,5%), kann die Verteilung der Sterbeorte als repräsentativ für Rheinland-Pfalz betrachtet werden. Für das gesamte Bundesgebiet errechnete das Statistische Bundesamt damals allerdings einen Anteil von 48%.

Die Altersgruppenanalyse von *Ochsmann et al.* zeigt, dass das Krankenhaus der Hauptsterbeort für Säuglinge (76,6%) ist. Auch für die Altersklassen von 1 bis 59, 60 bis 69 und 70 bis 79 gilt dies, allerdings bei einem relativ konstanten Anteil zwischen 50,0% und 52,9%. Die Hochbetagten hingegen verbringen ihre letzten Lebenstage eher in einer Privatwohnung als im Krankenhaus oder einer Einrichtung der Altenhilfe. Für die Über-90-jährigen tritt das Krankenhaus als Sterbeort mit einem Anteil von 25% ziemlich in den Hintergrund.

Tabelle 1: Sterbeorte in Rheinland-Pfalz (1995) nach Altersgruppen (*Ochsmann et al.*, 1997, S. 15)

Altersklassen	Altenhilfe	Kran-ken-haus	Privat-wohnung	Sonstiges	N = 100%
Säuglinge	0,0%	76,6%	19,1%	4,2%	47
1 bis 59 Jahre	1,1%	50,0%	38,3%	10,6%	1.509
60 bis 69 Jahre	3,1%	52,9%	39,8%	4,0%	1.819
70 bis 79 Jahre	7,8%	52,6%	37,7%	1,9%	2.900
80 bis 89 Jahre	18,6%	38,8%	40,7%	1,9%	4.544
ab 90 Jahren	29,8%	25,0%	43,0%	2,2%	1.398
Gesamtstichprobe	12,8%	44,1%	39,8%	3,4%	12.217

Auch das Geschlecht wirkt sich auf die Lokalisation des Sterbens aus. Männer ab 60 Jahren sterben in allen Altersgruppen häufiger im Krankenhaus und in der Privatwohnung als Frauen, während letztere eher im Altenheim verscheiden als ihre Altersgenossen. Da Frauen ein niedrigeres Heiratsalter und eine höhere Lebenserwartung haben als Männer, können letztere eher damit rechnen am Lebensende zu Hause von ihren Partnerinnen versorgt zu werden.

Neben den demografischen Faktoren gibt es auch soziostrukturelle Einflüsse auf den Sterbeort. Sterben in Institutionen tritt vor allem dort gehäuft auf, wo es eine erhebliche Dichte an Krankenhausbetten gibt. Auch eine hohe Konzentration von frei praktizierenden Ärzten führt zu diesem Ergebnis. In Gebieten mit einer hohen Dichte an Sozialstationen lässt sich kein signifikanter Anstieg des Anteils der Sterbefälle in Privatwohnungen feststellen, wohingegen sich bei einem starken Angebot von Altenheimplätzen erwartungsgemäß der Anteil der dort Versterbenden erhöht. Außerdem sterben im dichter besiedelten Gebieten mehr Menschen im Altenheim als im Krankenhaus.

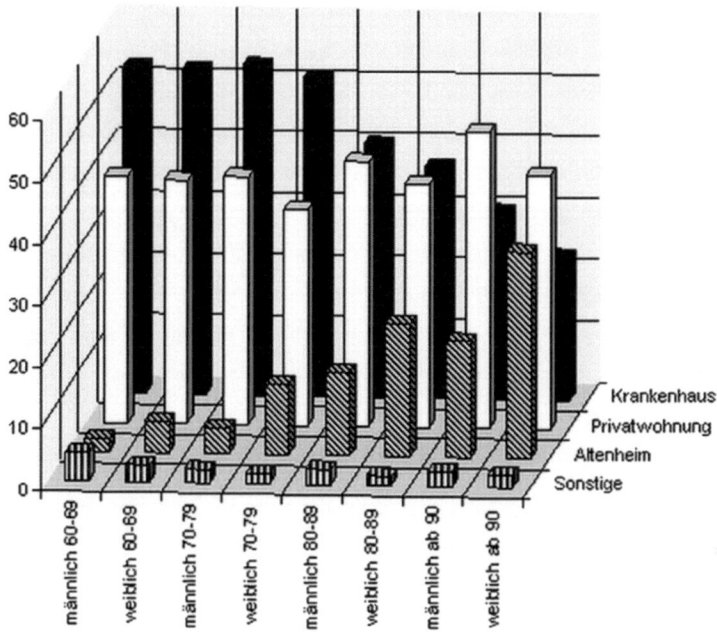

Abbildung 1: Sterbeorte der über 59jährigen in Rheinland-Pfalz (1995) nach Alter und Geschlecht (Ochsmann et al., 1997, S.19).

Nicht zu vernachlässigen sind natürlich die politisch-rechtlichen und finanziellen Rahmenbedingungen. So konnten z.B. die Auswirkungen, die die Einführung der Pflegeversicherung mit sich brachten, bei der Untersuchung von *Ochsmann et al.* noch nicht berücksichtigt werden. Ebenso ist anzunehmen, dass Änderungen in der Aufteilung der Leistungsvergütung der Pflegeversicherung Effekte bei der „Wahl" des Sterbeortes zur Folge haben.

Für die bereits von Philippe Ariès beschriebene Entprivatisierung des Sterbens führt Franco Rest weitere Gründe an. Er sieht im Trend zur Institutionalisierung des Sterbens die Auswirkung folgender Fakten: Kleinfamilie, Arbeitsteilung, Spezialisierung, Ausgliederung des Schwachen, Verdrängung des Todes, Verstädterung,

Profitinteressen, Naturbeherrschung, Erlebnisarmut, Ersetzbarkeit des Menschen, technische Entwicklungen und Alterstrennung (*Rest*, 1998). Weingarten vertritt die These, *„… daß die Verlagerung des Sterbeprozesses in die Institution Krankenhaus zu einer Anonymisierung des Erlebnisses des Todes und zu einer institutionell und damit bürokratisch geformten, technischen Lösung des Sterbeprozesses geführt hat, der unverträglich mit dem zu sein scheint, was man meint, wenn man von der Würde des menschlichen Todes spricht."* (*Weingarten*, 1984, S. 352).

Der „Sterbebegleitung" als explizite Aufgabe von Institutionen widmen sich in der Regel bisher weder Krankenhäuser noch Altenheime in geeigneter und expliziter Weise. Lediglich in Hospizdiensten (ambulant und stationär) und auf Palliativstationen ist dies selbstverständlich, um die Persönlichkeit und Identität eines Menschen in der Endphase seines Lebens aufrechtzuerhalten.

End-of-life Care[1] ist der heute häufig verwendete Überbegriff für die Bereiche des außerhalb des Gesundheitssystems entstandenen bürgerlichen Reformprojektes Hospice Care und für das professionelle Interventionsmodell Palliative Care (*Ewers*, 2003). Laut einer Emnid-Umfrage wissen 95% der Deutschen nicht, was Palliative Care ist und können von daher auch kein (späteres) Bedürfnis nach dieser Versorgungsform ausdrücken. Nach Informationserhalt votieren für die Bereitstellung von Palliative Care 39% grundsätzlich für jeden Sterbenden, 38% nur für Sterbende, die es explizit einfordern und 11% nur für Sterbende in bestimmten Einrichtungen (*Deutsche Hospizstiftung*, 2003).

Leider gibt es bisher in Deutschland keine ausreichende Versorgung (sowohl quantitativ als auch qualitativ) auf diesem Gebiet. Allerdings steigt die Anzahl der Dienste und Weiterbildungsmöglichkeiten in Palliativmedizin und Palliativpflege beständig. Die Zahl der Planbetten pro eine Million Einwohner differiert regional extrem. Sie lag vor einigen Jahren zwischen 4,0 und 23,5, im Mittel standen 12 Betten zur Verfügung (*Deutscher Bundestag*, 2002).

Die multiprofessionellen und ehrenamtlichen MitarbeiterInnen arbeiten eng interdisziplinär zusammen, um Menschen in ihrer letzten Lebensphase vor sozialer Ausgrenzung und sozialer Entmündigung zu schützen und ihre Schmerzen zu lindern. Ihr Engagement gilt nicht, wie im Krankenhaus, dem Kampf gegen den Tod, sondern der Sicherung der Lebensqualität derjenigen Menschen, die auf ihrem letzten Weg sind und deren Angehörigen.

---

[1] Siehe auch Kapitel 6.4

Im Altenheim sterben, wie bereits erläutert, vor allem hochbetagte Frauen. Nach dem Thema „Sterbebegleitung" wird man in der Regel vergeblich in den Werbebroschüren suchen. Hier steht der Auftrag „aktivierende Pflege" im Vordergrund (*Rest*, 1998). Doch die BewohnerInnen denken häufiger an ihren Tod und haben häufiger Angst vor ihm als alte Menschen, die in eigenen Wohnungen oder bei Familien leben (*Myska & Parswark*, 1978, zitiert in *Feldmann*, 1997).

Gegenüber dem Krankenhaus bietet die Institution Altenheim den Vorteil, dass meist umfangreiche bis durchgängige Besuchszeiten gelten und die Angehörigen sich so nicht erst ihr Zutrittsrecht gegen Ärzte und/oder Pflegekräfte erstreiten müssen, um in den letzten Stunden bei ihrer Mutter, Oma etc. sein zu können. Dies entlastet auch das Pflegepersonal. Um eine gewisse Kontrolle über das Sterben im Heim zu erlangen, werden von den MitarbeiterInnen diejenigen BewohnerInnen, die mit einiger Wahrscheinlichkeit dem Tod am nächsten stehen, implizit als SterbekandidatInnen identifiziert. Wenn diese BewohnerInnen dann tatsächlich schnell versterben, führt das jedoch häufig zu Scham- und Schuldgefühlen beim Pflegepersonal (*Salis Gross*, 2003). Trotzdem kommt es nicht selten vor, dass moribunde AltenheimbewohnerInnen doch noch mittels Notarzt, teils unter Reanimationsbedingungen, ins Krankenhaus gelangen. Dies mag in manchen Fällen ein Zeichen dafür sein, dass die Pflegekräfte mit der Verantwortung überfordert sind und zu viele Unsicherheiten herrschen. Die Bewohner selbst wissen, dass sie mit dem Einzug in ein Seniorenheim in der letzten Phase ihres Lebens angelangt sind.

Im Vergleich der Institutionen ist das Krankenhaus der Ort, wo der Tod am häufigsten vorkommt und gleichzeitig weitestgehend ausgeblendet wird. Hier „… *wird Herrschaft und Kontrolle ausgeübt, indem Leben (auf Zeit) gerettet wird und der Übergang nach bestimmten Regeln stattfindet. Die Kontrolle der Sterbephase liegt primär in Händen von Professionellen (Medizinern)"* (*Feldmann*, 1997, S. 67). Aus dem Kampf um die Gesundheit wird so häufig ein Kampf gegen den Tod, in dem mit buchstäblicher Todesverachtung alles technisch Mögliche eingesetzt wird, um den Sieg davonzutragen (*Weingarten*, 1984). Die sterbende Person im Krankenhaus selbst gerät dabei teilweise aus dem Blickfeld. Ihre Rolle ist nun noch mehr von Abhängigkeit und Kontrollverlust geprägt als die einer/s nicht kritisch kranken PatientIn.

Da wundert es nicht, dass 60% der Ärzte und 73% der Pflegekräfte einer Befragung das eigene Krankenhaus für sich als Sterbeort ablehnten, weil dort die Voraussetzungen für ein würdevolles Sterben fehlten. Die Beschäftigten fügten in dieser Beziehung dem Krankenhaus folgende Attribute zu: Zeitmangel des Personals, fehlende Privatsphäre, ungenügende Räumlichkeiten, unzureichende Qualifikation der Mitarbeiter, fehlende menschliche Zuwendung, mangelnde Schmerztherapie und zu viele lebensverlängernde Maßnahmen (*Kaluza & Töpferwein*, 2005)

Sterben und Sterbebegleitung in Institutionen ist also abhängig von den gegebenen organisatorischen und strukturellen Rahmenbedingungen. Nur wenn diese Rahmenbedingungen eine im Sinne des sterbenden Menschen würdevolle Begleitung ermöglichen, wird der persönliche Einsatz der MitarbeiterInnen - und hier in erster Linie der der Pflegekräfte – zur allseitigen Zufriedenheit gelingen (*Heller*, 1994).

4. Spezialbereich Intensivstation

Intensivstationen bilden Sondereinheiten innerhalb von Krankenhäusern, denn sie unterscheiden sich erheblich von Normalstationen. Es sind separate Betteneinheiten, in denen personelle, apparative, materielle und medikamentöse Ressourcen vorgehalten und *„… zur Überwachung, Wiederherstellung und Aufrechterhaltung gefährdeter oder gestörter Vitalfunktionen bei lebensbedrohlich Verletzten oder Erkrankten …"* eingesetzt werden (*Lawin,* 2002a, S. 1). Um einen Einblick zu geben, vor welchem Hintergrund man sich Sterbebegleitung auf Intensivstationen vorstellen muss, wird im Folgenden kurz dargestellt, wo die Ursprünge von Intensivstationen liegen, wie ihr Aufbau ist und wie der intensivmedizinische Behandlungsprozess und seine Ziele und Ergebnisse aussehen.

4.1. Geschichtliche Entwicklung

Historisch betrachtet lassen sich zwei Strömungen der Entstehung intensivmedizinischer Spezialeinheiten erkennen. Die eine entstand aus der Sorge um das Wohlergehen von Frischoperierten und sah hier Handlungsbedarf, um deren Überlebenschancen zu verbessern. Diesen Ansatz vertrat schon sehr früh Florence Nightingale, die aufgrund ihrer Erfahrungen aus dem Krim-Krieg 1853-56 vorschlug, spezielle Räume für Operierte für die Zeit direkt im Anschluss an eine Operation zu schaffen. Doch diese Idee wurde erst viel später nach Fortschritten in der Narkosetechnik umgesetzt, die längere Operationszeiten ermöglichten. Zunächst implementierten die Chirurgen Kirschner und Sauerbruch in den 30er Jahren des letzten Jahrhunderts Wachstationen für Frischoperierte nach großen Eingriffen an ihren Kliniken (*Lawin,* 2002a). Die zweite Initiative ging von Internisten aus. 1947 breitete sich eine Poliomyelitis[2]-Epidemie – aus den USA kommend – auch in Deutschland aus. Die daran erkrankten PatientInnen erleiden häufig eine Atemlähmung, die ohne Beatmung zum Tode führt. Der Hamburger Internist Aschenbrenner ließ in einer Werft die erste Eiserne Lunge Deutschlands bauen und konnte mit dieser Innovation das Leben von 59% seiner atemgelähmten PoliomyelitispatientInnen retten. Das Westend-Krankenhaus der Freien Universität Berlin errichtete 1957 nach einem Umbau ein Reanimationszentrum - die erste Intensivtherapiestation in Deutschland (*Schuster,* 2002). In der Folge-

---

[2] Kinderlähmung

zeit beschleunigte sich die Entwicklung in der Anästhesie und Intensivmedizin sowie in der Medizintechnik, und immer mehr Krankenhäuser richteten Intensivstationen ein. 1994 ergab eine Umfrage, dass von den damals existierenden 993 Krankenhäusern in Deutschland 915 über eine Intensivstation verfügten.

4.2. Strukturelle Gegebenheiten

Im Jahr 2000 gehörten 22516 von 559651 bereitgestellten Krankenhausbetten in Deutschland zu Einrichtungen der Intensivmedizin. Dieser Anteil von gut 4% verteilt sich zu ca. je einem Drittel auf konservative, operative und interdisziplinäre Gebiete (*Statistisches Bundesamt*, 2002). Das Spektrum von Intensivstationen in Deutschland ist jedoch vielfältiger, als es nach der Statistik scheinen mag. Je nach Größe, Struktur, Schwerpunkt, Philosophie und Chefarztinteressen eines Krankenhauses unterscheidet sich die Organisationsform von Intensivbetten. So reicht die Palette von kleineren Krankenhäusern mit einer interdisziplinären Intensivstation mit weniger als zehn Betten über größere Häuser mit mehreren fachspezifischen Intensivstationen zu großen Kliniken mit einem umfangreichen multidisziplinären Intensivzentrum. Neben den fachspezifischen (z.B. kardiologischen[3], pädiatrischen[4,] traumatologischen[5)] Intensivstationen gibt es solche, die sich auf besondere Behandlungstechniken spezialisiert haben, wie z.B. Verbrennungszentren und Transplantationseinheiten. Da die fachspezifische Trennung den Versorgungsbedürfnissen einer wachsenden Zahl multimorbider Patienten eher widerspricht, kommt es häufig zu Mischformen (*Steinbereithner & Bergmann*, 1984).

Die heute auf Intensivstationen praktizierte Intensivmedizin bietet multiple Möglichkeiten der Intensivüberwachung, -therapie und –pflege, die am Anfang der oben beschriebenen Entwicklung unvorstellbar waren. Mit dem Monitoring können Vitalparameter wie Herzschlag, Blutdruck, Atmung, Temperatur, Hirnströme, Herzzeitvolumen gemessen und kontinuierlich überwacht werden. Herzschrittmacher und Defibrillatoren[6] ermöglichen es, eine Störung oder den Ausfall des herzeigenen Reizleitungssystems so zu regulieren, dass es bei rechtzeitiger Anwendung zu keinem Herzstillstand kommen kann. Außerdem können spezielle Medikamente zur

---

[3] Herzerkrankungen betreffend
[4] Kinderkrankheiten betreffend
[5] Unfälle betreffend
[6] Elektrisches Gerät zur Beseitigung des Herzkammerflimmerns durch Elektroschock

Verhinderung eines Herz-Kreislaufversagens eingesetzt werden und solche, die einen akuten Gefäßverschluss öffnen. Die Verbesserung notfallmedizinischer Maßnahmen und intensivmedizinischer Versorgung führten z.b. dazu, dass die Herzinfarktsterblichkeit erheblich gesenkt werden konnte. Ein weiterer wichtiger Erfolg der Intensivmedizin wurde unter anderem durch die Verfeinerung der Beatmungstechnik erreicht. So ist es durch die Wahl von Beatmungsgerät und –form heute möglich, alle PatientInnen vom Frühgeborenen unter 1000 g mit Atemnotsyndrom bis zum langjährigen Raucher mit chronisch obstruktiver Lungenerkrankung relativ atraumatisch zu beatmen (*Lawin*, 1989). Alle lebenswichtigen Nährstoffe erhalten in der Regel, die nicht ess- und trinkfähigen adulten[7] und pädiatrischen IntensivpatientInnen entweder parenteral über zentralvenöse Katheter oder mittels einer Sonde in den Magen appliziert. Immer mehr Organfunktionen können bei deren krankheitsbedingtem Ausfall - meist durch den Einsatz von Medizintechnik - ersetzt werden.

Auch räumlich unterscheiden sich Intensivstationen aufgrund ihrer Aufgaben von Normalstationen. Die medizinischen Geräte benötigen Platz und Anschlüsse für Strom, Sauerstoff, Druckluft und Vakuum. Meist sind diese in Versorgungsleisten in der Wand hinter den Kopfenden der Bettplätze angebracht. Für die bettlägerigen PatientInnen sind sie und die meisten angeschlossenen Geräte so zunächst nicht sichtbar. Allerdings geben sie teilweise Geräusche in Form von unterschiedlichen Alarmen von sich. Großflächige Fenster in Wänden und Türen erlauben den Durchblick, damit das Personal PatientInnen und Geräte auch im Blick hat, wenn es sich außerhalb des Zimmers aufhält. Nicht überall lassen sich diese Fenster mit Jalousien verschließen. Für die Privatsphäre der Kranken gibt es nur wenig Raum in und auf dem Nachttisch.

Nicht nur im Interieur heben sich Intensivstationen von „Normalstationen" ab. Die besonderen Aufgaben einer Intensivstation verlangen einen speziellen Personaleinsatz. In der Regel ist zu jeder Zeit mindestens einE Arzt/Ärztin anwesend. Da der Pflegeaufwand gegenüber Normalstationen erheblich höher liegt, arbeitet hier mehr Pflegepersonal. So ist eine Pflegekraft nur für wenige (je nach Schwere der Erkrankung, Pflegeaufwand, Besetzung: 1 – 6) PatientInnen zuständig, die sie umfassend betreut. Auch die Qualifikation der Teammitglieder ist hoch, es sind überwiegend erfahrene (Fach)ärzte und in der Intensivmedizin weitergebildete Krankenschwestern und –pfleger. Da aufgrund der Bettlägerigkeit und Transportinstabilität der PatientIn-

---

[7] erwachsenen

nen viele diagnostische (z.B. Röntgen) und therapeutische (z.B. Dialyse) Maßnahmen auf der Intensivstation durchgeführt werden, erfolgt hier zusätzlich der kurzfristige Arbeitseinsatz von MitarbeiterInnen anderer Krankenhausbereiche. Für einen reibungslosen Ablauf ist eine gute Kommunikation und Kooperation zwischen allen Beteiligten unerlässlich. Linus Geisler, ein ehemaliger Sachverständiger der Enquête-Kommission "Ethik und Recht der modernen Medizin" stellt fest: „Die Intensivstation ist der medizinische Bereich mit dem höchsten Bedarf an Kommunikation und zugleich der Ort, der jeder Art Kommunikation die größten Hindernisse entgegenstellt" (Geisler, 1992).

4.3. Intensivmedizinischer Behandlungsprozess

PatientInnen werden auf Intensivstationen aufgenommen, weil sie entweder aufgrund eines akuten Ereignisses (z.B. Herzinfarkt, schwerer Unfall) oder wegen einer Exazerbation[8] einer chronischen Erkrankung (z.B. schwere Atemnot bei chronischen Lungenerkrankungen) intensivmedizinisch versorgt werden müssen (*Miller, Forbes & Boyle*, 2001).

Nur für diejenigen Patienten, die nach einer geplanten großen Operation (wie z.B. in der Herzchirurgie) auf einer Intensivstation aufwachen, ist die Situation, in der sie sich wiederfinden, nicht überraschend. Mit ihnen konnte vor der Operation ohne Zeitdruck detailliert gesprochen werden. Zu beachten ist dabei, dass die Erwartungen des/der PatientIn bezüglich seiner/ihrer angestrebten Lebensqualität mit der medizinischen Prognose abgeglichen wurde. Nach erfolgter Aufklärung wissen die OP-KandidatInnen, welche Apparate und Schläuche zu ihrer postoperativen Versorgung auf der Intensivstation dazugehören.

NotfallpatientInnen sind zunächst einmal konfrontiert mit einer unbekannten, technisch hochgerüsteten Umgebung mit vielen geschäftigen Menschen in meist blauer, grüner oder weißer Arbeitskleidung. Für PatientInnen bedeutet dies anfangs vor allem Sicherheit, das Gefühl „es wird etwas für mich getan", das aber eng verbunden ist mit der Angst vorm Ausgeliefertsein (*Geisler*, 1992). Häufig sind sie nicht in der Lage sich zu äußern, entweder weil sie vom Notarzt intubiert[9] werden mussten oder weil sie es aufgrund von Bewusstseins- und/oder Sprachstörungen (z.B. bei Apop-

---

[8] Verschlimmerung
[9] Einführung eines Schlauches in die Luftröhre zur Beatmung

lex[10] nicht können. Auch die Auffassungsgabe dieser Personen kann gestört sein. Meist müssen aber schnell Maßnahmen ergriffen werden, um den Zustand der PatientInnen zu stabilisieren. Ein ausführliches Aufklärungsgespräch ist in einem Notfall selten möglich. Im Falle einer Bewusstlosigkeit ist der Arzt sogar gezwungen, in seiner Garantenstellung als „Geschäftsführer ohne Auftrag" im Sinne des Patienten zu entscheiden (Lasch, 1997). Vor allem wenn er den/die PatientIn nicht kennt (was die Regel darstellt), ist diese Entscheidung sehr schwierig und in ihrer Tragweite enorm. Man stelle sich zum Beispiel einen jungen Patienten vor, der vom Notarzt mit Halbseitenlähmung und Sprachstörung eingeliefert wird, dessen Bewusstseinszustand sich rapid verschlechtert, so dass er beatmet werden muss. Das Computertomogramm des Schädels stellt einen Verschluss einer Hirnarterie dar. Es gibt die Möglichkeit diesen Embolus mittels Lyse[11] aufzulösen. Dies muss aber innerhalb der ersten Stunden passieren, sonst wirkt es nicht. Eine Garantie, dass sich dadurch der Embolus auflöst und die Symptomatik vollkommen verschwindet, gibt es jedoch nicht. Aber es besteht die Gefahr, dass es zu gefährlichen Blutungen kommt. Dies ist eine Risikenabwägung, wie sie häufig in Notfallsituationen von ÄrztInnen gemacht werden muss. Das Vorhandensein einer Patientenverfügung und die Informationen von nahen Angehörigen sind in solchen Fällen hilfreich, wenn der Wille des Patienten direkt nicht zu ermitteln ist.

PatientInnen, die unter laufenden Reanimationsmaßnahmen vom Notarztteam auf eine Intensivstation gefahren werden, versterben häufig schon kurz nach dem Eintreffen. Aber auch wenn die Reanimationsmaßnahmen schließlich dazu führen, dass das Herz des/der PatientIn wieder zu schlagen beginnt, ist die Situation weiterhin höchst kritisch, denn 65% versterben innerhalb der ersten Wochen nach dem Ereignis (*Schuster*, 1998). Ob und inwieweit das Gehirn des/der PatientIn durch mangelnde Versorgung geschädigt worden ist, stellt sich erst Tage bis Wochen später heraus. Dies frühzeitig richtig einzuschätzen gestaltet sich schwierig, da meist nicht genau bekannt ist, wie lange ein Kreislaufstillstand bis zum Einsetzen einer suffizienten Reanimation bestanden hat. Außerdem werden diese PatientInnen in der Regel zunächst analgosediert[12], damit sie nicht durch die intensivtherapeutischen Maßnahmen gestresst werden, was eine Beurteilung des Bewusstseinszustandes erschwert.

---

[10] Schlaganfall
[11] Medikamentengruppe zur Auflösung von Blutpfropfen
[12] mit Schmerz- und Beruhigungsmitteln versorgt

In den ersten zwei bis drei Tagen, die einE PatientIn auf einer Intensivstation ver-
bringt, zeichnet sich meistens ab, ob sich der Gesundheitszustand stabilisiert. Zeigen
sich die Vitalparameter weiter als höchst labil, ist mit einer schnellen Besserung
größtenteils nicht zu rechnen. Die maximale Therapie wird mit unsicherem Ergebnis
fortgesetzt (*Nelson-Marten*, Braaten & English, 2001). Dies bedeutet für den/die
PatientIn, dass er/sie immer abhängiger von den eingesetzten Mitteln wird, die die
Funktionen der Organe mehr und mehr unterstützen oder ersetzen. So wird z.B.
aufgrund von Kreislaufinstabilität die Zufuhr von Katecholaminen[13] erhöht - wegen
respiratorischer[14] Probleme muss die Beatmung unter höherer Sedierung und evtl.
Relaxierung[15] und evtl. Bauchlagerung des PatientIn forciert werden – weil akutes
Nierenversagen eingetreten ist, sorgt die Dialyse für die Entfernung harnpflichtiger
Substanzen – septische Temperaturen werden mit Medikamenten gesenkt, die
starkes Schwitzen auslösen und teilweise zu Kreislaufdepressionen führen.

Zeichnet sich auch im weiteren Verlauf kein Erfolg der intensivmedizinischen Behandlung ab, werden Überlegungen zur Therapiebegrenzung laut. In Deutschland
sind häufig Pflegekräfte die ersten innerhalb des Intensivteams, die solche Gedan-
ken äußern (*Lasch*, 1997). Für die Ärzte hingegen ist die Weiterführung der Maximaltherapie der einfachste Weg. Eine Abkehr hiervon stellt eine Veränderung des
Therapieschemas dar und muss gegenüber PatienIn, Angehörigen, KollegInnen,
Vorgesetzen und ihrem eigenen Gewissen begründet werden. Manche meinen, zur
Lebensverlängerung unter allen Umständen verpflichtet zu sein und fürchten rechtliche Konsequenzen. Doch dass dies nicht der Fall ist, hat auch die Bundesärztekammer in ihren überarbeiteten Grundsätzen zur ärztlichen Sterbebegleitung (*Bundesärztekammer*, 2004) festgehalten. Das Weiterführen einer Maximaltherapie ist
ebenso wie deren Abbruch eine Entscheidung, die eine Begründung und ständige
Überprüfung erfordert. Therapie darf nicht Selbstzweck sein, sondern muss immer
die bestmögliche Hilfe für den/die PatientIn beinhalten (*Lawin*, 2002b).

4.4. Ziele und Ergebnisse intensivmedizinischer Maßnahmen

Bei der Übernahme von PatientInnen in intensivmedizinische Versorgung stehen
kurzfristige Ziele im Vordergrund. Es geht meistens zunächst darum, die akute

---

[13] Herzleistungssteigernde Medikamente wie z.B. Adrenalin
[14] die Atmung betreffend
[15] Medikamentöse Maßnahme, die die Muskeln inkl. Atemmuskulatur erschlaffen lässt

Lebensgefahr zu beenden. Die Notwendigkeit, Therapieentscheidungen schnell treffen zu müssen, erschwert eine ganzheitliche und langfristige Betrachtungsweise. Dabei ist zu bedenken, dass es manchmal leichter fällt, eine Therapie nach gründlicher Abwägung nicht zu beginnen, als sie später reduzieren oder abbrechen zu müssen (*Lawin*, 2002b). Das ist schwierig, denn der Tod gilt auf Intensivstationen nicht als natürliches Ende eines Lebens, sondern scheint das Ergebnis falscher Therapie zu sein oder ein Versagen der Medizin darzustellen (*Miller, Forbes & Boyle*, 2001). Dem steht die Empfehlung von Osamu Aochi, dem Präsidenten des 5. Weltkongresses für Intensivmedizin gegenüber, als Kriterien für einen guten Ausgang einer Intensivtherapie einerseits die Rückkehr in ein Leben in Gemeinschaft und Beruf oder andererseits ein friedvolles Sterben gelten zu lassen (*Lawin*, 2002b).

Wichtig bei der Entscheidungsfindung ist, dass das Ergebnis Folge eines Kommunikationsprozesses zwischen allen Beteiligten (ÄrztInnen, Pflegepersonal, PatientIn / Angehörige) ist, dessen Grundlage der (mutmaßliche) Wille des/der PatientIn bildet. Dies ist nicht einfach, da die Beteiligten ganz unterschiedliche Sichtweisen des Geschehens haben – verschiedene Wirklichkeiten erleben – und ihre Eindrücke divergierend verbalisieren (*Geisler*, 1992). Dieses Vorgehen schließt eine plötzliche, nicht abgestimmte Änderung des Therapiefahrplanes aus.

Die Entscheidung, eine Maximaltherapie nicht fortzusetzen, sollte weiter konkretisiert werden in den Abstufungen Therapieerhalt, Therapiereduktion oder Therapieabbruch (*Salomon*, 2000). Diese Ausdrücke sind allerdings von der Sichtweise geprägt, dass das Therapieziel „Lebensverlängerung" lauten muss und ein „friedvolles Sterben" nicht als guter Ausgang einer Intensivtherapie gesehen wird. Betrachtet man aber die Erfolglosigkeit einer Maximaltherapie als Ausgangspunkt, um den Therapieschwerpunkt von Kuration[16] auf Palliation[17] zu legen, so ist klar, dass zu jeder Zeit eine Basistherapie besteht, die dafür sorgt, dass die Grundbedürfnisse befriedigt werden. Welche Maßnahmen dazugehören, wird Inhalt des übernächsten Kapitels sein.

Die Therapieziele verschieben sich langsam, wenn beatmete PatientInnen einige Tage nach erfolgter Reanimation und Absetzen von schlaffördernden und schmerzlindernden Medikamenten keinerlei Reaktionen zeigen. Bei PatientInnen, bei denen erst 11 Minuten nach einem Herzstillstand mit einer Reanimation begonnen wird, kann zwar die Herz-Kreislauf-Funktion wieder hergestellt werden, der Hirntod ist aber irreversibel (*Opderbecke & Weißauer*, 2002). Bei kürzeren Zeiten von Sauerstoff-

---

[16] Heilung
[17] Linderung

mangel treten Hirnschäden auf, von kleineren Gedächtnislücken bis hin zum apalli-schen[18] Syndrom der so genannten WachkomapatientInnen. Wie umfangreich eine Hirnschädigung ist, lässt sich genau erst durch die Beobachtung und Prüfung der Reaktionen sagen. Bildgebende Verfahren, wie z.B. die Computertomografie des Schädels können allerdings schon eher Auskunft über Ausdehnung und Lokalisie-rung des Schadens geben.

Nicht alle Hirnfunktionen sind messbar und so lässt sich auch ihr Ausfall nicht nachweisen (*Schneider*, 2001). Da es sich um beatmete PatientInnen handelt, bleibt der Untergang des Atemzentrums im Verborgenen. Der Eintritt des Hirntodes ist faktisch unbeobachtbar (*Lindemann*, 2001). Dieser, früher als „Coma dépassé" bezeichnete Zustand charakterisierte bis 1968 sterbende PatientInnen, deren Koma irreversibel war. Mit dieser Diagnose sollte der Weg für einen Therapieabbruchs geebnet werden (*Lieser*, 1998). Diese Intention änderte sich, nachdem Christiaan Barnard 1967 in Südafrika die erste Herztransplantation am Menschen durchgeführt hatte. Nach dem damals bestehenden Herztodkonzept entsprach die Organentnah-me einer Tötung des Spenders. 1968 plädierte die Ad Hoc Kommission der Harvard Medical School für die Anerkennung des irreversiblen Komas als neues Todeskriteri-um. Sie begründete den Vorstoß erstens mit der schweren Last, die auf betroffenen Individuen, Angehörigen und Krankenhäusern ruhe und auch auf anderen Patientin-tInnen, die auf eine Krankenhausaufnahme wegen der Belegung mit PatientInnen mit irreversiblem Koma warten müssten. Zudem erhoffte man sich den leichteren Zugriff auf Organe zur Transplantation (*Klein*, 1998). Der Vorschlag des Harvard Komitees wurde noch im selben Jahr von der deutschen Gesellschaft für Chirurgie und dem Weltärztebund in Erklärungen umgesetzt (*Opderbecke & Weißauer*, 2002). Der wissenschaftliche Beirat der Bundesärztekammer beschäftigte sich seit 1978 mit dieser Thematik. Zuletzt hat er seine Richtlinien zur Feststellung des Hirntodes 1998 überarbeitet. Dies wurde notwendig, nachdem 1997 im Transplantationsgesetz die Richtlinienkompetenz zur Feststellung des Todes und die Verfahrensregeln zur Feststellung des endgültigen, nicht behebbaren Ausfalls der Gesamtfunktion des Großhirns, des Kleinhirns und des Hirnstamms der Bundesärztekammer übertragen wurde (§ 16, Abs. 1, Nr. 1 TPG).

Die Weiterführung von lebenserhaltenden Maßnahmen bei PatientInnen mit ausge-fallenen Hirnfunktionen, bis bei ihnen endgültig der „Hirntod" festgestellt wird, ist

---

[18] funktionelle Trennung von Hirnrinde und anderen Hirnzentren

notwendig, wenn das Ziel lautet, Organe für Transplantationen zu erhalten. Dies kommt aber nur in Frage, wenn diese auch funktionstüchtig sind.

Weitere Probleme zur Erreichung intensivmedizinischer Ziele beruhen auf dem Ausschluss der PatientInnensichtweise (*Miller, Forbes & Boyle*, 2001) und der Tatsache, dass viele Todesfälle auf Intensivstationen unerwartet eintreten (*Kirchhoff et al.*, 2000). Trotz aller Innovationen liegt die Letalität auf deutschen Intensivstationen bei ca. 8%. Annähernd ebenso viele Menschen sterben nach ihrer Verlegung auf eine Normalstation, so dass die Krankenhaus-Letalität intensivmedizinisch behandelter PatientInnen in Deutschland ca. 15% beträgt (*Schuster*, 1998).

5. Rechtliche Rahmenbedingungen

Bereits im letzten Kapitel klang an, dass rechtliche Regelungen in Behandlungspro-zessen auf Intensivstationen häufig eine große Rolle spielen. Gleichzeitig bestehen bei ÄrztInnen und Pflegekräften erhebliche Unklarheiten über die Legalität von Handlungen im Umfeld von Sterbehilfe. So hielten z.B. 49% von befragten palliativ-medizinisch oder onkologisch weitergebildeten ÄrztInnen das Abstellen einer künstli-chen Beatmung bei einem Patienten mit infauster Prognose und weit fortgeschritte-ner Erkrankung für aktive Sterbehilfe (*Weber*, 2001). Aus dieser Konstellation heraus, sowie aufgrund der Aktualität und Bedeutsamkeit, nimmt dieses Thema ein ganzes Kapitel ein.

In diesem Abschnitt werden zunächst die relevanten Gesetze vorgestellt. Darauf folgt eine Aufführung der wesentlichen richtunggebenden Urteile und im Anschluss wenige Leitlinien und vorsorgliche Erklärungen. Werner Schell hat diese dankens-werterweise umfassend in seinem Buch „Sterbebegleitung und Sterbehilfe" zusam-mengefasst (*Schell*, 2002). Alle Ausführungen dieses Abschnitts beziehen sich daher auf diese Quelle, es sei denn, es ist anderes angegeben. Abschließend erfolgt eine Synopse mit einem Ausblick auf laufende gesetzliche Entwicklungen.

Die Wiedergabe vieler Gesetze an dieser Stelle nimmt zwar viel Platz ein, doch, da der Wortlaut in juristischen Fragen eine hohe Bedeutung hat, kann nicht darauf verzichtet werden. Hier kann allerdings nur auf die m.E. wichtigsten und / oder aktuellsten Quellen eingegangen werden.

5.1. Gesetze und andere verbindliche Rechtsnormen

Im **Grundgesetz** (GG), der Verfassung der Bundesrepublik Deutschland, sind in den ersten 19 Artikeln die Grundrechte festgehalten. Die für den Bereich Sterbehilfe auf Intensivstationen wesentlichen seien hier im Wortlaut wiedergegeben:

„Artikel 1 [Schutz der Menschenwürde]

(1) Die Würde des Menschen ist unantastbar. Sie zu achten und zu schutzen ist Verpflichtung aller staatlichen Gewalt.

(2) Das Deutsche Volk bekennt sich darum zu unverletzlichen und unveräußerli-chen Menschenrechten als Grundlage jeder menschlichen Gemeinschaft, des Friedens und der Gerechtigkeit in der Welt.

(3) Die nachfolgenden Grundrechte binden Gesetzgebung, vollziehende Gewalt und Rechtsprechung als unmittelbar geltendes Recht.

Artikel 2 [Persönliche Freiheitsrechte]

(1) Jeder hat das Recht auf die freie Entfaltung seiner Persönlichkeit, soweit er nicht die Rechte anderer verletzt und nicht gegen die verfassungsmäßige Ordnung oder das Sittengesetz verstößt.

(2) Jeder hat das Recht auf Leben und körperliche Unversehrtheit. Die Freiheit der Person ist unverletzlich. In diese Rechte darf nur auf Grund eines Gesetzes eingegriffen werden."

Dem Artikel 1 „Schutz der Menschenwürde" kommt besondere Wichtigkeit zu, denn er gehört zusammen mit Artikel 20 „Verfassungsgrundsätze – Widerstandsrecht" zu den einzigen Grundsätzen, die unveränderbar sind (*BfSJB*, 1975). Aber erst das „Recht auf Leben" (Art. 2, Abs.2) schafft die Voraussetzung dafür, dass Artikel 1 und das daraus abgeleitete Selbstbestimmungsrecht sowie alle anderen Grundrechte ausgeübt werden können. Mit diesen elementaren Grundrechten ist jegliches menschliches Leben – beginnend mit der Nidation[19] bis zum Tod - ausgestattet, unabhängig von Entwicklungsstand, Bewusstseinslage, Krankheit und Behinderung.

Die körperliche Unversehrtheit wird im Krankenhaus häufig durch ärztliche und pflegerische Eingriffe verletzt. Dies ist nur gestattet, wenn der/die PatientIn bzw. seinE gesetzlicheR VertreterIn vorher aufgeklärt worden ist, eingewilligt hat und der Eingriff fachgerecht durchgeführt wird. Ist dies nicht der Fall und liegt keine Notlage vor, handelt es sich zusätzlich um Körperverletzung (§ 223 - § 229 StGB). Um einwilligungsfähig zu sein, bedarf es nicht der Geschäftsfähigkeit, es genügt die natürliche Einsichts- und Steuerungsfähigkeit. Dies verbietet z.B. Maßnahmen an Kindern oder Betreuten durchzuführen, die sich über die Bedeutung und Tragweite des Eingriffs im Klaren sind und sich dagegen entscheiden.

„Es gilt der von der Rechtsprechung entwickelte Grundsatz: Nicht das Wohlergehen des Kranken/Pflegebedürftigen ist oberstes Gebot, sondern der Wille des Patienten ist die entscheidende Richtlinie!" (Schell, 2002, S.24)

Im **Bürgerlichen Gesetzbuch** (BGB) sind die meisten Regelungen des Privatrechts enthalten. Hier wird der alltägliche Rechtsverkehr von Bürgern und Unternehmen untereinander festgelegt. Wichtig in der intensivmedizinischen Behandlung ist hier

---

[19] Einnistung des befruchteten Eies in die Gebärmutter

vor allem das Betreuungsrecht (§1896 - §1908k BGB), durch das 1992 die Vormundschaft reformiert wurde.

Häufig ist es indiziert, bei komatösen PatientInnen Eingriffe vorzunehmen, wie z.B. eine Tracheotomie[20] zur leichteren Entwöhnung von der Beatmung oder das Anlegen einer PEG-Sonde[21] zur enteralen[22] Ernährung. Hierzu müsste der/die PatientIn zustimmen. Da dies nicht möglich ist, muss jemand in seinem/ihrem Sinne entscheiden. Wenn keine Vorsorgevollmacht vorliegt, muss eine Betreuung eingerichtet werden.

§ 1896 [Voraussetzungen]

(1) Kann ein Volljähriger auf Grund einer psychischen Krankheit oder einer körperlichen, geistigen oder seelischen Behinderung seine Angelegenheiten ganz oder teilweise nicht besorgen, so bestellt das Vormundschaftsgericht auf seinen Antrag oder von Amts wegen für ihn einen Betreuer. Den Antrag kann auch ein Geschäftsunfähiger stellen. Soweit der Volljährige auf Grund einer körperlichen Behinderung seine Angelegenheiten nicht besorgen kann, darf der Betreuer nur auf Antrag des Volljährigen bestellt werden, es sei denn, dass dieser seinen Willen nicht kundtun kann.

…

(2) Ein Betreuer darf nur für Aufgabenkreise bestellt werden, in denen die Betreuung erforderlich ist. Die Betreuung ist nicht erforderlich, soweit die Angelegenheiten des Volljährigen durch einen Bevollmächtigten, der nicht zu den in § 1897 Abs. 3 bezeichneten Personen gehört, oder durch andere Hilfen, bei denen kein gesetzlicher Vertreter bestellt wird, ebenso gut wie durch einen Betreuer besorgt werden können.

§ 1897 [Bestellung einer natürlichen Person]

…

(4) Schlägt der Volljährige eine Person vor, die zum Betreuer bestellt werden kann, so ist diesem Vorschlag zu entsprechen, wenn es dem Wohl des Volljährigen nicht zuwiderläuft. Schlägt er vor, eine bestimmte Person nicht zu bestellen, so soll hierauf Rücksicht genommen werden. Die Sätze 1 und 2 gelten auch für Vorschläge, die der Volljährige vor dem Betreuungsverfahren gemacht hat, es sei denn, dass er an diesen Vorschlägen erkennbar nicht festhalten will.

…

---

[20] Luftröhrenschnitt
[21] Schlauch, der direkt durch die Bauchdecke in den Magen eingeführt wird.
[22] über den Magen-Darm-Trakt

§ 1901 [Umfang der Betreuung, Pflichten des Betreuers]

...

(3) Der Betreuer hat Wünschen des Betreuten zu entsprechen, soweit dies dessen Wohl nicht zuwiderläuft und dem Betreuer zuzumuten ist. Dies gilt auch für Wünsche, die der Betreute vor der Bestellung des Betreuers geäußert hat, es sei denn, dass er an diesen Wünschen erkennbar nicht festhalten will. Ehe der Betreuer wichtige Angelegenheiten erledigt, bespricht er sie mit dem Betreuten, sofern dies dessen Wohl nicht zuwiderläuft.

(4) Innerhalb seines Aufgabenkreises hat der Betreuer dazu beizutragen, dass Möglichkeiten genutzt werden, die Krankheit oder Behinderung des Betreuten zu beseitigen, zu bessern, ihre Verschlimmerung zu verhüten oder ihre Folgen zu mildern. Wird die Betreuung berufsmäßig geführt, hat der Betreuer in geeigneten Fällen auf Anordnung des Gerichts zu Beginn der Betreuung einen Betreuungsplan zu erstellen. In dem Betreuungsplan sind die Ziele der Betreuung und die zu ihrer Erreichung zu ergreifenden Maßnahmen darzustellen.

...

§ 1901a [Schriftliche Betreuungswünsche, Vorsorgevollmacht[
Wer ein Schriftstück besitzt, in dem jemand für den Fall seiner Betreuung Vorschläge zur Auswahl des Betreuers oder Wünsche zur Wahrnehmung der Betreuung geäußert hat, hat es unverzüglich an das Vormundschaftsgericht abzuliefern, nachdem er von der Einleitung eines Verfahrens über die Bestellung eines Betreuers Kenntnis erlangt hat. Ebenso hat der Besitzer das Vormundschaftsgericht über Schriftstücke, in denen der Betroffene eine andere Person mit der Wahrnehmung seiner Angelegenheiten bevollmächtigt hat, zu unterrichten. Das Vormundschaftsgericht kann die Vorlage einer Abschrift verlangen.

...

§ 1904 [Genehmigung des Vormundschaftsgerichts bei ärztlichen Maßnahmen]
(1) Die Einwilligung des Betreuers in eine Untersuchung des Gesundheitszustands, eine Heilbehandlung oder einen ärztlichen Eingriff bedarf der Genehmigung des Vormundschaftsgerichts, wenn die begründete Gefahr besteht, dass der Betreute auf Grund der Maßnahme stirbt oder einen schweren und länger dauernden gesundheitlichen Schaden erleidet. Ohne die Genehmigung darf die Maßnahme nur durchgeführt werden, wenn mit dem Aufschub Gefahr verbunden ist.

(2) Absatz 1 gilt auch für die Einwilligung eines Bevollmächtigten. Sie ist nur wirksam, wenn die Vollmacht schriftlich erteilt ist und die in Absatz 1 Satz 1 genannten Maßnahmen ausdrücklich umfasst.

Im **Strafgesetzbuch** (StGB) ist nachzulesen, welche Handlungen und Unterlassungen verboten und mit negativen Sanktionen belegt sind. Hervorzuheben ist hier besonders der § 216, der aktive Sterbehilfe unter Strafe stellt. Da es aber auch Straftaten gegen das Leben im medizinisch-pflegerischem Bereich gibt, die ohne das Verlangen der/des PatientIn stattfinden, sind Verurteilungen wegen Mordes (§ 211) oder Totschlags (§ 212) ebenfalls möglich. Hauptsächlich wegen dieser Verbrechen wurde z.B. im November 2006 der so genannte "Todespfleger von Sonthofen" verurteilt. Da das jedoch nichts mit der in dieser Arbeit behandelten Entscheidungsproblematik auf Intensivstationen zu tun hat, wird hier nicht weiter darauf eingegangen. Auch die Beihilfe zum Suizid soll hier nicht erörtert werden. Sie ist zwar ebenso wenig strafbar, wie der Suizid selbst, aber kompliziert wird es, wenn der Helfer eine Garantenstellung innehat und beim Suizidanten Bewusstlosigkeit eingetreten ist. Zur Abgrenzung der unterschiedlichen Formen von Sterbehilfe sei auf die ärztliche Leitlinie „Grenzen der intensivmedizinischen Behandlungspflicht" im nächsten Abschnitt verwiesen.

§ 216 [Tötung auf Verlangen]
(1) Ist jemand durch das ausdrückliche und ernstliche Verlangen des Getöteten zur Tötung bestimmt worden, so ist auf Freiheitsstrafe von sechs Monaten bis zu fünf Jahren zu erkennen.
(2) Der Versuch ist strafbar.

§ 222 [Fahrlässige Tötung]
Wer durch Fahrlässigkeit den Tod eines Menschen verursacht, wird mit Freiheitsstrafe bis zu fünf Jahren oder mit Geldstrafe bestraft.

§ 227 [Körperverletzung mit Todesfolge]
(1) Verursacht der Täter durch die Körperverletzung (§§ 223 bis 226) den Tod der verletzten Person, so ist die Strafe Freiheitsstrafe nicht unter drei Jahren.
(2) In minder schweren Fällen ist auf Freiheitsstrafe von einem Jahr bis zu zehn Jahren zu erkennen.

§ 228 [Einwilligung]

Wer eine Körperverletzung mit Einwilligung der verletzten Person vornimmt, handelt nur dann rechtswidrig, wenn die Tat trotz der Einwilligung gegen die guten Sitten verstößt.

§ 323c [Unterlassene Hilfeleistung]

Wer bei Unglücksfällen oder gemeiner Gefahr oder Not nicht Hilfe leistet, obwohl dies erforderlich und ihm den Umständen nach zuzumuten, insbesondere ohne erhebliche eigene Gefahr und ohne Verletzung anderer wichtiger Pflichten möglich ist, wird mit Freiheitsstrafe bis zu einem Jahr oder mit Geldstrafe bestraft."

Das „**Gesetz über die Spende, Entnahme und Übertragung von Organen**" (TPG) trat am 1.12.1997 in Kraft. Eine gesetzliche Regelung schien notwendig, da es diese in Deutschland im Gegensatz zu den Nachbarländern bisher nicht gab und Anfang der 90er Jahre der Bedarf an Organen zunahm, aber nicht die Spendebereitschaft. Im Bundestag gab es zuvor eine kontroverse Debatte, ob der „Hirntod" gleichgesetzt werden solle mit dem Tod des Menschen. Eine Anerkennung des für „hirntot" erklärten Menschen als Sterbenden hätte zwangsläufig die enge Zustimmungslösung (der/die Betroffene selbst muss im Vorhinein einer Organspende zugestimmt haben) erfordert (*Knoche*, 1997). Die Mehrheit entschied sich aber für die erweiterte Zustimmungslösung (s. § 4).

„§ 2 [Aufklärung der Bevölkerung, Erklärung zur Organspende, Organspenderegister, Organspendeausweise]

…

(2) Wer eine Erklärung zur Organspende abgibt, kann in eine Organentnahme nach § 3 einwilligen, ihr widersprechen oder die Entscheidung einer namentlich benannten Person seines Vertrauens übertragen (Erklärung zur Organspende). Die Erklärung kann auf bestimmte Organe beschränkt werden. Die Einwilligung und die Übertragung der Entscheidung können vom vollendeten sechzehnten, der Widerspruch kann vom vollendeten vierzehnten Lebensjahr an erklärt werden.

§ 3 [Organentnahme mit Einwilligung des Organspenders]

(1) Die Entnahme von Organen ist, soweit in § 4 nichts Abweichendes bestimmt ist, nur zulässig, wenn

der Organspender in die Entnahme eingewilligt hatte,

der Tod des Organspenders nach Regeln, die dem Stand der Erkenntnisse der medizinischen Wissenschaft entsprechen, festgestellt ist und

der Eingriff durch einen Arzt vorgenommen wird.

(2) Die Entnahme von Organen ist unzulässig, wenn die Person, deren Tod festgestellt ist, der Organentnahme widersprochen hatte, nicht vor der Entnahme bei dem Organspender der endgültige, nicht behebbare Ausfall der Gesamtfunktion des Großhirns, des Kleinhirns und des Hirnstamms nach Verfahrensregeln, die dem Stand der Erkenntnisse der medizinischen Wissenschaft entsprechen, festgestellt ist.

(3) Der Arzt hat den nächsten Angehörigen des Organspenders über die beabsichtigte Organentnahme zu unterrichten. Er hat Ablauf und Umfang der Organentnahme aufzuzeichnen. Der nächste Angehörige hat das Recht auf Einsichtnahme. Er kann eine Person seines Vertrauens hinzuziehen.

§ 4 [Organentnahme mit Zustimmung anderer Personen]

(1) Liegt dem Arzt, der die Organentnahme vornehmen soll, weder eine schriftliche Einwilligung noch ein schriftlicher Widerspruch des möglichen Organspenders vor, ist dessen nächster Angehöriger zu befragen, ob ihm von diesem eine Erklärung zur Organspende bekannt ist. Ist auch dem Angehörigen eine solche Erklärung nicht bekannt, so ist die Entnahme unter den Voraussetzungen des § 3 Abs. 1 Nr. 2 und 3 und Abs. 2 nur zulässig, wenn ein Arzt den Angehörigen über eine in Frage kommende Organentnahme unterrichtet und dieser ihr zugestimmt hat. Der Angehörige hat bei seiner Entscheidung einen mutmaßlichen Willen des möglichen Organspenders zu beachten. Der Arzt hat den Angehörigen hierauf hinzuweisen. Der Angehörige kann mit dem Arzt vereinbaren, daß er seine Erklärung innerhalb einer bestimmten, vereinbarten Frist widerrufen kann.

...

(3) Hatte der mögliche Organspender die Entscheidung über eine Organentnahme einer bestimmten Person übertragen, tritt diese an die Stelle des nächsten Angehörigen.

(4) Der Arzt hat Ablauf, Inhalt und Ergebnis der Beteiligung der Angehörigen sowie der Personen nach Absatz 2 Satz 6 und Absatz 3 aufzuzeichnen. Die Personen nach den Absätzen 2 und 3 haben das Recht auf Einsichtnahme. Eine Vereinbarung nach Absatz 1 Satz 5 bedarf der Schriftform.

§ 5 [Nachweisverfahren]

(1) Die Feststellungen nach § 3 Abs. 1 Nr. 2 und Abs. 2 Nr. 2 sind jeweils durch zwei dafür qualifizierte Ärzte zu treffen, die den Organspender unabhängig voneinander untersucht haben. Abweichend von Satz 1 genügt zur Feststellung nach § 3 Abs. 1 Nr. 2 die Untersuchung und Feststellung durch einen Arzt, wenn der endgültige, nicht behebbare Stillstand von Herz und Kreislauf eingetreten ist und seitdem mehr als drei Stunden vergangen sind.

(2) ...

§ 16 [Richtlinien zum Stand der Erkenntnisse der medizinischen Wissenschaft]

(1) Die Bundesärztekammer stellt den Stand der Erkenntnisse der medizinischen Wissenschaft in Richtlinien fest für die Regeln zur Feststellung des Todes nach § 3 Abs. 1 Nr. 2 und die Verfahrensregeln zur Feststellung des endgültigen, nicht behebbaren Ausfalls der Gesamtfunktion des Großhirns, des Kleinhirns und des Hirnstamms nach § 3 Abs. 2 Nr. 2 einschließlich der dazu jeweils erforderlichen ärztlichen Qualifikation.

...

§ 19 [Weitere Strafvorschriften]

(1) Wer entgegen § 3 Abs. 1 oder 2 oder § 4 Abs. 1 Satz 2 ein Organ entnimmt, wird mit Freiheitsstrafe bis zu drei Jahren oder mit Geldstrafe bestraft."

Das Transplantationsgesetz machte eine Überarbeitung der Kriterien des Hirntodes der Bundesärztekammer erforderlich. Seit Juli 1998 gelten nun die „Richtlinien zur Feststellung des Hirntodes" als verpflichtende Entscheidungsgrundlagen für die Feststellung des Hirntods. Genau werden hier die einzelnen Verfahrensschritte (s. Abb. 2) vorgeschrieben, um zur Diagnose „Hirntod" zu kommen. „Der Hirntod wird definiert als Zustand der irreversibel erloschenen Gesamtfunktion des Großhirns, des Kleinhirns und des Hirnstamms. Dabei wird durch kontrollierte Beatmung die Herz- und Kreislauffunktion noch aufrechterhalten." (Wissenschaftlicher Beirat der Bundesärztekammer, 1998). Die Diagnose stützt sich erstens auf die exakte Einhaltung von Voraussetzungen, zweitens auf maßgebliche klinische Symptome und drittens auf den Nachweis der Irreversibilität der klinischen Ausfallsymptome. Eine akute schwere Hirnschädigung ist die einzig mögliche Voraussetzung, deshalb müssen z.B. Vergiftungen oder Stoffwechselstörungen, die auch zur Bewusstlosigkeit führen können, ausgeschlossen werden. Zwei ÄrztInnen müssen anschließend unabhängig voneinander das Vorliegen der klinischen Symptome Koma, Hirnstamm-Areflexie und Apnoe[23] überprüfen und dokumentieren. Der Irreversibilitätsnachweis erfolgt je nach Schädigung und Alter des/der Betroffenen zwischen 12 und 72 Stunden später. Während dieser Zeit werden sie weiter auf der Intensivstation versorgt. Nach genau drei Tagen kann so z.B. bei einem/r reanimierten PatientIn, dessen Gehirn zu lang Zeit ohne Sauerstoffversorgung war, der Hirntod festgestellt werden. Als Todeszeitpunkt gilt die Uhrzeit der Diagnosestellung.

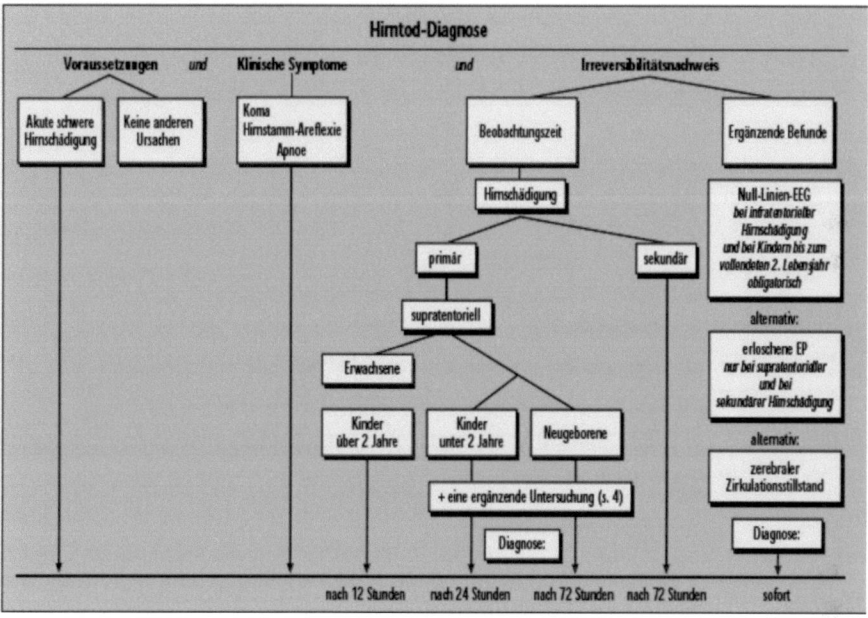

Abbildung 2: Ablauf Hirntoddiagnostik (Wissenschaftlicher Beirat der BÄK, 1998, S. A 1862)

Die Bundesärztekammer hat 1997 eine (Muster-) **Berufsordnung für die deutschen Ärztinnen und Ärzte** aufgesetzt und seit dem mehrmals überarbeitet. Für die Landesärztekammern bietet sie eine Vorlage, die die Kammerversammlungen der Ärztekammern als Satzung beschließen müssen und die Aufsichtbehörden genehmigen. Die Berufsordnung der Hamburger Ärzte und Ärztinnen ist am 11.06.2006 in Kraft getreten und lautet in den unten aufgeführten Paragraphen ähnlich, wird hier aber nicht dargestellt.

---

[23] Atemstillstand

(Muster-) Berufsordnung für die deutschen Ärztinnen und Ärzte (Stand 2006)

„§ 1 [Aufgaben der Ärztinnen und Ärzte]

(1) Ärztinnen und Ärzte dienen der Gesundheit des einzelnen Menschen und der Bevölkerung. Der ärztliche Beruf ist kein Gewerbe. Er ist seiner Natur nach ein freier Beruf.

(2) Aufgabe der Ärztinnen und Ärzte ist es, das Leben zu erhalten, die Gesundheit zu schützen und wiederherzustellen, Leiden zu lindern, Sterbenden Beistand zu leisten und an der Erhaltung der natürlichen Lebensgrundlagen im Hinblick auf ihre Bedeutung für die Gesundheit der Menschen mitzuwirken.

§ 7 [Behandlungsgrundsätze und Verhaltensregeln]

(1) Jede medizinische Behandlung hat unter Wahrung der Menschenwürde und unter Achtung der Persönlichkeit, des Willens und der Rechte der Patientinnen und Patienten, insbesondere des Selbstbestimmungsrechts, zu erfolgen.

§ 16 [Beistand für Sterbende]

Ärztinnen und Ärzte dürfen - unter Vorrang des Willens der Patientin oder des Patienten - auf lebensverlängernde Maßnahmen nur verzichten und sich auf die Linderung der Beschwerden beschränken, wenn ein Hinausschieben des unvermeidbaren Todes für die sterbende Person lediglich eine unzumutbare Verlängerung des Leidens bedeuten würde."

Ärztinnen und Ärzte dürfen das Leben der oder des Sterbenden nicht aktiv verkürzen. Sie dürfen weder ihr eigenes noch das Interesse Dritter über das Wohl der Patientin oder des Patienten stellen.

5.2. Rechtsprechung

Da es in der Bundesrepublik Deutschland keine expliziten gesetzlichen Regelungen für Sterbehilfe gibt, spielt die Rechtsprechung eine große Rolle. Urteile sind zunächst einmal Einzelfallentscheidungen. Trotzdem werden sie bei unsicherer Rechtslage zu normativen Haltelinien. Dies trifft umso mehr zu, je länger der Weg durch die Instanzen ist. Vor allem die Leitsätze, die der Bundesgerichtshof (BGH) bei Zurückverweisungen an nachstehende Gerichte verfasst, erregen Aufmerksamkeit. Nachfolgend sind einige Fälle kurz vorgestellt, in dessen Urteilen es Anhaltspunkte für Rechtmäßigkeit und Ausmaß passiver Sterbehilfe gibt.

„**Wittig-Urteil**": Anlässlich eines Suizids einer 76-jährigen schwer herzkranken und gehbehinderten Witwe, die von ihrem Hausarzt bewusstlos, schwach atmend und ohne fühlbaren Puls auf ihrer Couch liegend vorgefunden wurde, stellte der 3. Strafsenat des BGH's am 4. Juli 1984 fest: „*Andererseits darf der Arzt berücksichtigen, daß es keine Rechtsverpflichtung zur Erhaltung eines erlöschenden Lebens um jeden Preis gibt. Maßnahmen zur Lebensverlängerung sind nicht schon deswegen unerläßlich, weil sie technisch möglich sind. Angesichts des bisherige Grenzen überschreitenden Fortschritts medizinischer Technologie bestimmt nicht die Effizienz der Apparatur, sondern die an der Achtung des Lebens und der Menschenwürde ausgerichtete Einzelfallentscheidung die Grenze ärztlicher Behandlungspflicht.*" (BGH, 1984, Az: 3 StR 96/84, S. 4f.). Der Arzt hatte seine Patientin nicht in ein Krankenhaus einliefern lassen, sondern war bei ihr geblieben, bis er am nächsten Morgen ihren Tod feststellte. Er wurde freigesprochen, weil er den Zustand seiner Patientin so einschätzte, dass selbst intensivmedizinische Maßnahmen den Sterbeprozess wahrscheinlich nicht hätten aufhalten können. Dass seine Patientin schon früher eine deutliche Willenserklärung verfasst hatte, einen würdigen Tod sterben zu wollen ohne lebensverlängernde Maßnahmen und beim Auffinden zusätzlich einen Zettel mit entsprechenden Anweisungen in den gefalteten Händen hielt, spielte keine Rolle!

Nur ein Fall trug sich auf einer Intensivstation zu. Der Ehemann einer an amyotropher Lateralsklerose[24] (ALS) im Endstadium leidenden Patientin schaltete in Abwesenheit des Personals das Beatmungsgerät aus. Seine Frau hatte immer wieder darum gebeten nicht beatmet zu werden. „*Wer nun dem berechtigten Verlangen auf Abbruch der Behandlung nachkommt, ob Arzt, Pflegepersonal oder Angehöriger, kann nach Auffassung der Kammer keine entscheidende Rolle spielen, denn im Vordergrund steht das Selbstbestimmungsrecht und die Menschenwürde des urteilsfähigen Patienten, die jedermann – nicht nur Ärzte – zu achten hat ...* (Schell, 2002, S. 59). Das Landgericht **Ravensburg** sah in diesem 1986 verhandelten Fall keine Tötung auf Verlangen sondern Beistand im Sterben.

Die Prozesse der letzten 13 Jahre beschäftigten sich in erster Linie mit der Einstellung der Sondenernährung bei PatientInnen im vegetativem Status (Wachkoma), die sich nicht mehr im Krankenhaus befanden. Ob der Abbruch der Sondenernährung bei solchen schwerst-behinderten Menschen als Sterbehilfe bezeichnet werden darf, ist höchst umstritten.

---

[24] Fortschreitende Degeneration des 1. und 2. Neurons der Willkürmotorik, Lähmung, Prognose infaust

1994 erregte das sog. **Kemptener Urteil** des BGH Aufmerksamkeit. Das Landgericht Kempten hatte zuvor den behandelnden Arzt und den Sohn einer an einem ausgeprägten hirnorganischen Psychosyndrom im Rahmen einer präsenilen Demenz mit Verdacht auf Alzheimer-Krankheit leidenden Frau wegen versuchten Totschlags verurteilt. Der Arzt hatte im Einvernehmen mit dem Sohn schriftlich angeordnet, die Frau, die nur noch mit Knurren und Gesichtszuckungen reagieren konnte, nur noch mit Tee zu ernähren. Mit dem Pflegepersonal, das diese Anweisung hätte ausführen müssen, hatte kein Gespräch stattgefunden. Der Pflegedienstleiter, der Bedenken gegen die rechtliche Zulässigkeit der Maßnahme hatte, informierte das Vormundschaftsgericht, das darauf die Genehmigung versagte. Der BGH stellte fest, dass es sich nicht um passive Sterbehilfe handeln könne, da das Grundleiden der Frau noch keinen tödlichen Verlauf genommen hatte und der Tod nicht in kurzer Zeit eingetreten wäre. Außerdem hätte das Vormundschaftsgericht das Einstellen der künstlichen Ernährung genehmigen müssen. Andererseits stellte er folgende Leitsätze auf:

„1. Bei einem unheilbar erkrankten, nicht mehr entscheidungsfähigen Patienten kann der Abbruch einer ärztlichen Behandlung oder Maßnahme ausnahmsweise auch dann zulässig sein, wenn die Voraussetzungen der von der Bundesärztekammer verabschiedeten Richtlinien für die Sterbehilfe nicht vorliegen, weil der Sterbevorgang noch nicht eingesetzt hat. Entscheidend ist der mutmaßliche Wille des Kranken.

2. An die Voraussetzungen für die Annahme eines mutmaßlichen Einverständnisses sind strenge Anforderungen zu stellen. Hierbei kommt es vor allem auf frühere mündliche oder schriftliche Äußerungen des Patienten, seine religiöse Überzeugung, seine sonstigen persönlichen Wertvorstellungen, seine altersbedingte Lebenserwartung oder das Erleiden von Schmerzen an.

3. Lassen sich auch bei der gebotenen sorgfältigen Prüfung konkrete Umstände für die Feststellung des individuellen mutmaßlichen Willens des Kranken nicht finden, so kann und muß auf Kriterien zurückgegriffen werden, die allgemeinen Wertvorstellungen entsprechen. Dabei ist jedoch Zurückhaltung geboten; im Zweifel hat der Schutz menschlichen Lebens Vorrang vor persönlichen Überlegungen des Arztes, eines Angehörigen oder einer anderen beteiligten Person." (BGH, 1 StR 357/94, S.1)

Das Landgericht Kempten, an das der Fall zurückverwiesen wurde, sprach die Angeklagten frei, weil sie den Straftatbestand des Totschlags durch die mutmaßliche Einwilligung gerechtfertigt sah. Letztere war daran zu erkennen, dass die Grundeinstellung nicht leiden zu wollen, sich wie ein roter Faden durch ihr Leben zog.

In einem Urteil des 12. Zivilsenats beim **BGH** vom 17. März **2003**, in dem es ebenfalls um die Beendigung der künstlichen Ernährung bei einem Patienten im vegetativen Zustand ging, wurde eine etwas andere Rechtsauffassung vertreten. Dem Betreuer wird hier nur in Fällen, in denen die Krankheit einen irreversiblen tödlichen Verlauf genommen hat, zugestanden, den Willen des Betreuten nach Abbruch lebensverlängernder Maßnahmen direkt durchzusetzen. Bei PatientInnen im Wachkoma muss die Zustimmung des Vormundschaftsgerichtes – auch bei vorliegender zutreffender Patientenverfügung – eingeholt werden. Die Leitsätze dieses Urteils lauten:

„a) Ist ein Patient einwilligungsunfähig und hat sein Grundleiden einen irreversiblen tödlichen Verlauf angenommen, so müssen lebenserhaltende oder –verlängernde Maßnahmen unterbleiben, wenn dies seinem zuvor - etwa in Form einer sog. Patientenverfügung - geäußerten Willen entspricht. Dies folgt aus der Würde des Menschen, die es gebietet, sein in einwilligungsfähigem Zustand ausgeübtes Selbstbestimmungsrecht auch dann noch zu respektieren, wenn er zu eigenverantwortlichem Entscheiden nicht mehr in der Lage ist. Nur wenn ein solcher erklärter Wille des Patienten nicht festgestellt werden kann, beurteilt sich die Zulässigkeit solcher Maßnahmen nach dem mutmaßlichen Willen des Patienten, der dann individuell - also aus dessen Lebensentscheidungen, Wertvorstellungen und Überzeugungen - zu ermitteln ist.

b) Ist für einen Patienten ein Betreuer bestellt, so hat dieser dem Patientenwillen gegenüber Arzt und Pflegepersonal in eigener rechtlicher Verantwortung und nach Maßgabe des § 1901 BGB Ausdruck und Geltung zu verschaffen. Seine Einwilligung in eine ärztlicherseits angebotene lebenserhaltende oder –verlängernde Behandlung kann der Betreuer jedoch nur mit Zustimmung des Vormundschaftsgerichts wirksam verweigern. Für eine Einwilligung des Betreuers und eine Zustimmung des Vormundschaftsgerichts ist kein Raum, wenn ärztlicherseits eine solche Behandlung oder Weiterbehandlung nicht angeboten wird - sei es daß sie von vornherein medizinisch nicht indiziert, nicht mehr sinnvoll oder aus sonstigen Gründen nicht möglich ist. Die Entscheidungszuständigkeit des Vormundschaftsgerichts ergibt sich nicht aus einer analogen Anwendung des § 1904 BGB, sondern aus einem unabweisbaren Bedürfnis des Betreuungsrechts." (BGH, 2003, XII ZB 2/03, S.1)

Trotz des letzten beschriebenen Urteils, lässt sich insgesamt eine Tendenz weg vom staatlichen Lebensschutz hin zur individuellen, autonomen Selbstbestimmung erkennen (*Will*, 2006). Dabei sei schon hier die Frage gestellt, ob man beim Rückgriff auf einen mutmaßlichen Willen von Autonomie sprechen kann. In Anbetracht der unterschiedlichen Rechtsprechung plädiert der ehemalige Vorsitzende des 3. Strafsenats beim BGH inzwischen auch für eine gesetzliche Regelung der passiven Sterbehilfe. Er macht den Vorschlag, den § 216 StGB folgendermaßen zu ergänzen: *„Eine Tötungshandlung liegt nicht vor, wenn lebenserhaltende Maßnahmen auf ausdrücklichen oder mutmaßlichen Wunsch des Patienten unterlassen oder beendet werden."* (*Kutzer*, 2004, S.6)

5.3. Leitlinien und vorsorgliche Erklärungen

Während Gesetze und Rechtsprechung verbindlich zu befolgen sind, behandelt dieser Abschnitt Regelungen, die nur empfehlenden Charakter haben. Von der Vielzahl der, zum großen Teil wiederum dem Buch Sterbebegleitung und Sterbehilfe (*Schell*, 2002) entnommenen Ausführungen, soll nur ein kleiner Teil erörtert werden. Die aktuellen Fassungen der aufgeführten Texte befinden sich im Anhang der Arbeit.

In Deutschland bot die Bundesärztekammer (BÄK) erstmalig 1979 mit den „Richtlinien für die Sterbehilfe" Ärzten eine Hilfestellung für Therapieentscheidungen bei sterbenden PatientInnen an. Vorlage dafür bildete die bereits 1976 von der Schweizerischen Akademie der medizinischen Wissenschaften (SAMW) ergangene Richtlinie „Ärztliche Hilfe für den Sterbenden". (*Opderbecke & Weißauer*, 1999). Im weiteren Zeitverlauf wurde die deutsche Regelung 1993, 1998 und zuletzt im Jahr 2004 überarbeitet und zweimal (1993 und 2004) umbenannt. Anlässe dazu waren: Manipulierbarkeit des Sterbeprozesses, Änderung der Rechtsprechung (s.o.), Entwicklungen im Ausland, Umfrageergebnisse und öffentliche Diskussionen zum Thema Sterbehilfe (Beleites, 2004). Dementsprechend haben Umfang und Differenzierung des Inhalts zugenommen.

Die seit 2004 geltenden **„Grundsätze zur ärztlichen Sterbebegleitung"** lehnen in der Präambel ebenso wie die Vorläufer aktive Sterbehilfe und die Mitwirkung des Arztes bei einer Selbsttötung ab. Damit distanzieren sie sich z.B. von der Praxis der Sterbehilfe in der Schweiz - wo ärztlich assistierter Suizid zugelassen ist – und den Niederlanden – dort gilt zusätzlich Strafbefreiung bei aktiver Sterbehilfe, wenn gewisse Sorgfaltskriterien eingehalten werden. Passive und indirekte Sterbehilfe hingegen sind von der Bundesärztekammer gestattet, wenn sie dem Patientenwillen entsprechen: „Maßnahmen zur Verlängerung des Lebens dürfen in Übereinstimmung mit dem Willen des Patienten unterlassen oder nicht weitergeführt werden, wenn diese nur den Todeseintritt verzögern und die Krankheit in ihrem Verlauf nicht mehr aufgehalten werden kann. Bei Sterbenden kann die Linderung des Leidens so im Vordergrund stehen, dass eine möglicherweise dadurch bedingte unvermeidbare Lebensverkürzung hingenommen werden darf." (*BÄK*, 2004, S. A1298).

Indes ist der Bereich, für den Sterbehilfe gelten soll, ausgedehnt worden. Seit 1998 enthalten die Grundsätze daher Empfehlungen für das „Verhalten bei Patienten mit infauster25 Prognose" und für die „Behandlung bei sonstiger lebensbedrohender Schädigung" (*BÄK*, 1998). Zu diesem PatientInnenkreis gehören z.b. Neugeborene mit schwersten Fehlbildungen oder schweren Stoffwechselstörungen sowie Menschen mit apallischem Syndrom. Für PatientInnen mit infauster Prognose, wie sie ebenfalls auf Intensivstationen anzutreffen sind, heißt es jetzt: „Bei Patienten, die sich zwar noch nicht im Sterben befinden, aber nach ärztlicher Erkenntnis aller Voraussicht nach in absehbarer Zeit sterben werden, weil die Krankheit weit fortgeschritten ist, kann eine Änderung des Behandlungszieles indiziert sein, wenn lebenserhaltende Maßnahmen Leiden nur verlängern würden und die Änderung des Therapieziels dem Willen des Patienten entspricht. An die Stelle von Lebensverlängerung und Lebenserhaltung treten dann palliativ-medizinische Versorgung einschließlich pflegerischer Maßnahmen. In Zweifelsfällen sollte eine Beratung mit anderen Ärzten und den Pflegenden erfolgen." (*BÄK*, 2004, S. A1298). Erstmalig werden nun Pflegende – wenn auch nur in Zweifelsfällen – in die Entscheidung mit einbezogen.

Der Arzt hat in jedem Fall, also auch bei Sterbenden, für eine Basisbetreuung zu sorgen. Dazu gehören gemäß den Grundsätzen: menschenwürdige Unterbringung, Zuwendung, Körperpflege, Lindern von Schmerzen, Atemnot und Übelkeit sowie Stillen von Hunger und Durst. Seit 2004 ist hierin ausdrücklich nicht die künstliche Nahrungs- und Flüssigkeitszufuhr enthalten, sie gehört zur Behandlung und muss in „Art und Ausmaß" gemäß Indikationsstellung und Patientenwillen erfolgen.

Die Gewichtung des Selbstbestimmungsrechts der/des PatientIn hat im Zeitverlauf stark zugenommen. Während 1979 noch die Garantenpflicht des Arztes und der Lebensschutz im Vordergrund standen, beschäftigen sich seit 1998 zwei Abschnitte mit dem Patientenwillen. Es geht hier um die Ermittlung des Patientenwillens und um Patientenverfügungen, Vorsorgevollmachten und Betreuungsverfügungen. Außerdem wird im gesamten Text auf die Notwendigkeit der Übereinstimmung mit ihm verwiesen.

---

25 aussichtslos

1999 brachte die Deutsche Gesellschaft für Anästhesiologie und Intensivmedizin (DGAI) die ärztliche Leitlinie **„Grenzen der intensivmedizinischen Behandlungspflicht"** heraus. Die Autoren machen hierin deutlich, dass es bis zu den „Grundsätzen zur ärztlichen Sterbebegleitung" von 1998 keine Empfehlungen für die Entscheidungsfindung in Grenzsituationen der Intensivmedizin gab. Dann folgen zu den Begriffen „aktive Sterbehilfe", „passive Sterbehilfe" und „indirekte Sterbehilfe" jeweils Definition, Leitlinie und Kommentar (*Opderbecke & Weißauer*, 1999).

Die *„Tötung eines unheilbar Kranken aufgrund seines ernstlichen Willens durch eine aktive Handlung"* lehnt auch die DGAI strikt ab. Neben der Strafbarkeit wird aufgeführt, dass die gezielte Abkürzung eines Sterbeprozesses mit dem Heilauftrag des Arztes nicht vereinbar und ethisch nicht vertretbar sei. Sie führen auf, dass Schwerstkranke bei einer Lockerung des § 216 StGB unter Druck geraten könnten aktive Sterbehilfe zu erbitten.

Passive Sterbehilfe definiert die DGAI als „Verzicht auf lebensverlängernde Behandlungsmaßnahmen, insbesondere auf die Wiederherstellung und Aufrechterhaltung vitaler Funktionen durch intensivmedizinische Verfahren, bei progredienten Erkrankungen mit infauster Prognose". In der Leitlinie wird betont, dass für die Anwendung intensivmedizinischer Verfahren sowohl eine medizinische Indikation als auch die Einwilligung des/der PatientIn bzw. seines/ihres gesetzlichen Vertreters vorliegen muss. Maßnahmen, die für den/die PatientIn keine Hilfe bedeuten, sind abzulehnen, bei irreversibel Bewusstlosen kritisch in Frage zu stellen. Bei nicht entscheidungsfähigen PatientInnen kann jedoch auch auf deren mutmaßlichen Willen zurückgegriffen werden. Dies soll einerseits für nicht aufschiebbare Entscheidungen und andererseits aber auch für Behandlungsabbruch durch Beendigung der Sondenernährung gemäß Kemptener Urteil gelten. Die DGAI fordert die IntensivmedizinerInnen auf, vor Abbruch lebenserhaltender Maßnahmen die Zustimmung des das Grundleiden behandelnden Arztes einzuholen.

Die indirekte Sterbehilfe wird in der Leitlinie als „palliative Behandlung eines Schwerstkranken, insbesondere potente Schmerztherapie, unter Inkaufnahme einer möglichen Lebensverkürzung als unbeabsichtigte Nebenwirkung" definiert. Die DGAI sieht ÄrztInnen dazu verpflichtet, im Sinne ihrer Garantenstellung und als bestmögliche Hilfe für eine ausreichende Schmerztherapie zu sorgen, selbst, wenn dies als unvermeidliche Nebenwirkung einen schnelleren Todeseintritt zur Folge hat. Durch die Rechtsprechung sehen sich die Autoren in der Befürwortung der indirekten Sterbehilfe bestätigt.

Wie schon mehrfach erwähnt, sind lebensbedrohlich erkrankte Menschen auf Intensivstationen in der Regel gar nicht oder nur eingeschränkt entscheidungsfähig. Medizinische Maßnahmen bedürfen jedoch der Zustimmung der/des PatientIn. Für diese Fälle, in denen es PatientInnen nicht mehr möglich ist ihr Selbstbestimmungsrecht auszuüben, kann vorgesorgt werden. Drei Möglichkeiten von **Vorabverfügungen** bieten sich an: Patientenverfügung, Vorsorgevollmacht und Betreuungsverfügung (*Vollmann*, 2003).

Mit einer **Patientenverfügung** kann ein entscheidungsfähiger Mensch beschreiben, welche Behandlung er für den Fall, dass er in Folge von Unfall oder Krankheit die Entscheidungsfähigkeit verlieren sollte, erstrebt bzw. ablehnt. Dazu genügt bisher eine formlose Erklärung mit Datum und persönlicher Unterschrift (*Zieger, Hohlfelder & Dörner*, 2002). Die Patientenverfügung gilt als verbindlich, wenn die eingetretene Situation – der Krankheitszustand - der Beschreibung entspricht und nichts auf eine Änderung des PatientInnenwillens hindeutet (*Vollmann*, 2003). Für Laien ist es allerdings sehr schwierig hier das richtige Szenario darzustellen. Inzwischen gibt es zwar zahlreiche Vordrucke und Leitfäden von Ministerien, Ärztekammern, Wohlfahrtsverbänden, Kirchen, Hospizdiensten und anderen, doch trotzdem bleibt die Antizipation eines Zustandes, in dem sich die meisten Menschen noch nie befunden haben, heikel. Dies mag mit ein Grund dafür sein, dass bisher nur eine kleine Minderheit eine Patientenverfügung besitzt. Bei der Mehrheit der PatientInnen ist es folglich notwendig deren mutmaßlichen Willen zu ermitteln. Anhaltspunkte dafür bieten das Verhalten der/des PatientIn in Pflegesituationen und Gespräche mit Angehörigen.

In der ersten deutschen vergleichenden Untersuchung zur Frage der Akzeptanz des Instruments der Patientenverfügung kam Stephan Sahm zu einigen interessanten Feststellungen. Für den Fokus dieser Studie sei nur herausgegriffen, dass bei einer insgesamt niedrigen Achtung der Verbindlichkeit von Patientenverfügungen das Pflegepersonal (2,05) im Vergleich mit ÄrztInnen (1,87), gesunden Kontrollpersonen (1,60) und TumorpatientInnen (1,55) diese am höchsten achtete. Die Zahlen in Klammern geben die erreichten Scorewerte auf einer Scala von 0 bis 5 an. Diese Werte ergaben sich aus den Handlungsentscheidungen, die die Befragten bei fünf Fallbeispielen treffen mussten. *„Konfrontiert mit der Wucht der Verantwortung votiert die Mehrheit von Patienten und Gesunden für den Lebenserhalt, selbst wenn Patientenverfügungen vorliegen, in denen das Gegenteil gefordert wird."* (*Sahm*, 2006, S.175).

Andere Autoren halten Patientenverfügungen aus beziehungsethischer Sicht für kein geeignetes Mittel für ein „Sterben in Würde". In einer solchen Vorabverfügung lässt sich niemals eine Entscheidung in Form eines „informed consent" herstellen, da dieser erst aus dem Miteinander von Fürsorge und Selbstbestimmung unter dem Gebot des Nicht-Schaden-Wollens entstehen kann (*Zieger, Hohlfelder & Dörner*, 2002).

Während das Instrument Patientenverfügung inzwischen relativ bekannt ist, sind die Möglichkeiten von **Vorsorgevollmacht** und Betreuungsverfügung weniger eingeführt (*Sahm*, 2006). Mit einer Vorsorgevollmacht kann ein Mensch eine oder mehrere Personen bevollmächtigen rechtsverbindliche Entscheidungen für ihn zu treffen. Ein Gesundheitsbevollmächtigter kann so im Sinne des Vollmachtgebers medizinischen Maßnahmen zustimmen oder diese ablehnen, bedarf aber, wenn diese lebensgefährlich sind, der Zustimmung des Vormundschaftsgerichtes. Der Bevollmächtigte „*ist verpflichtet, sich an den genannten Werten, Wünschen und Verfügungen des Ausstellers zu orientieren*" (*Vollmann*, 2003, S.11).

Während das Vormundschaftsgericht im Rahmen einer Vorsorgevollmacht nur im Bedarfsfall hinzugezogen wird, tritt es bei einer Betreuungsverfügung bereits bei Eintritt des Betreuungsfalls in Aktion. Bei der Bestellung eines Betreuers wird es in der Regel der Verfügung folgen und den dort Benannten zum Betreuer berufen. Der Betreuer ist ebenso wie der Bevollmächtigte dem Wohl des Betreuten verpflichtet und hat sich gemäß § 1901 BGB zu verhalten (*Vollmann*, 2003).

5.4. Synopse und aktuelle Entwicklungen

Im Prinzip ist passive Sterbehilfe in Deutschland sowohl vom rechtlichen als auch ethischen Standpunkt her akzeptiert. Vertieft man sich jedoch in manche Einzelfälle, erscheint ihre Komplexität nahezu undurchdringbar (*Vollmann*, 2003). Vor allem, wenn nicht nur die Prognose der Erkrankung sondern auch der aktuelle Wille des/der bewusstseinseingeschränkten IntensivpatientIn im Unklaren bleibt, befinden sich die Entscheidungsträger in einer rechtlichen Grauzone. Eva Schumann schildert die Situation folgendermaßen: „*Auf der einen Seite droht bei einem vorzeitigen Abbruch der Behandlung die Strafbarkeit wegen Tötung durch Unterlassen, wenn – aufgrund einer Fehlinterpretation des Patientenwillens – trotz medizinischer Indikation die Behandlung abgebrochen wurde; auf der anderen Seite droht die Strafbarkeit wegen Körperverletzung durch „Überbehandlung" des Patienten, wenn diese tatsächlich nicht seinem Willen entsprach. Dazwischen bleibt ein schmaler Grad rechtmäßigen Verhaltens, das allein von der richtigen Ermittlung des mutmaßlichen Willens des*

Patienten abhängig ist, wenn keine eindeutige, auf die konkrete Behandlungssituati-
on zugeschnittene Patientenverfügung vorliegt." (*Schumann*, 2006, S. 44)

Angesichts dieses Dilemmas wurden in Deutschland mehrere Arbeitsgruppen eingesetzt, die sich mit der ethischen, rechtlichen und medizinischen Seite der Sterbehilfe und -begleitung auseinandersetzten. Die Empfehlungen dieser Kommissionen unterscheiden sich jedoch zum Teil erheblich, so dass rechtliche Konsequenzen bislang ausstehen. Folgende Fragen werden unterschiedlich beantwortet:

Welche Voraussetzungen muss eine Patientenverfügung erfüllen, damit sie verbindlich ist? (Schriftlichkeit? Regelmäßige Aktualisierung? Vorausgehende Beratung?)

Welche Reichweite darf sie umfassen? (Ist sie nur bei irreversibel tödlichem Verlauf einer Erkrankung gültig oder auch bei Wachkoma, Demenz?)

Ist dazu eine Regelung im BGB nötig und wenn ja welche? (Änderung/Ergänzung im Betreuungsrecht?)

In welchen Fällen muss das Vormundschaftsgericht angerufen werden? (Immer, wenn Lebensgefahr droht oder nur bei Uneinigkeit zw. BetreuerIn und ÄrztIn? Hat einE BevollmächtigteR größere Entscheidungsfreiheit als einE BetreuerIn?)

Sollte passive und indirekte Sterbehilfe im Strafgesetzbuch explizit als erlaubt aufgeführt werden?

Sollte „Tötung auf Verlangen" und / oder ärztlich assistierter Suizid in Einzelfällen straffrei bleiben?

Die Bioethik-Kommission von Rheinland-Pfalz und der Nationale Ethikrat (NER) treten für weitgehende Sterbehilferegelungen ein. Im NER spricht sich die Mehrheit für eine Ergänzung von BGB und StGB aus und für die Gültigkeit von Patientenverfügungen auch bei nicht irreversiblen Erkrankungen. Beide Arbeitsgruppen treten bei der aktiven Sterbehilfe für eine Strafbefreiung in Einzelfällen ein. Die Empfehlungen der Enquete-Kommission Ethik und Recht in der modernen Medizin des deutschen Bundestages vom 13.09.2004 unterscheiden sich grundlegend davon. Zwar wird ebenfalls eine Ergänzung des BGB angestrebt, jedoch ist der in einer schriftlichen Patientenverfügung fixierten Wille zum Abbruch lebenserhaltender (ärztlicherseits angebotener) Maßnahmen nur dann durchsetzbar, wenn das Grundleiden irreversibel ist, die Beratung eines Konsils eingeholt wurde und das Vormundschaftsgericht dem zustimmte. Die vom Bundesjustizministerium eingesetzte Arbeitsgruppe „Patientenautonomie am Lebensende" sieht Regelungsbedarf im BGB und StGB und schlägt vor, dass formlose Patientenverfügungen auch bei nicht irreversiblen Erkrankungen ihre Gültigkeit bewahren. Ein schriftlich Bevollmächtigter bräuchte in diesem

Vorschlag keine Zustimmung durch das Vormundschaftsgericht, um Maßnahmen, die mit Lebensgefahr verbunden sind und die Vollmacht nennt, durchzusetzen. Bei einer Betreuung müsste das Vormundschaftsgericht angerufen werden, wenn zwischen Betreuer und Arzt Uneinigkeit über die Auslegung des Patientenwillens herrscht (*Grimm*, 2007).

Nicht nur die verschiedenen Kommissionen kamen zu unterschiedlichen Ergebnissen. Auch die Debatte am 29.03.07 im Deutschen Bundestag über mögliche gesetzliche Regelungen für Patientenverfügungen wurde kontrovers quer durch die Parteien geführt. Einige Autoren warnen vor der wirklichkeitsfremden *„Vorstellung, Krankheit und Leid durch „Patientenverfügungen" technokratisch beherrschen zu können ..."* (*Zieger, Hohlfelder & Dörner*, 2002).

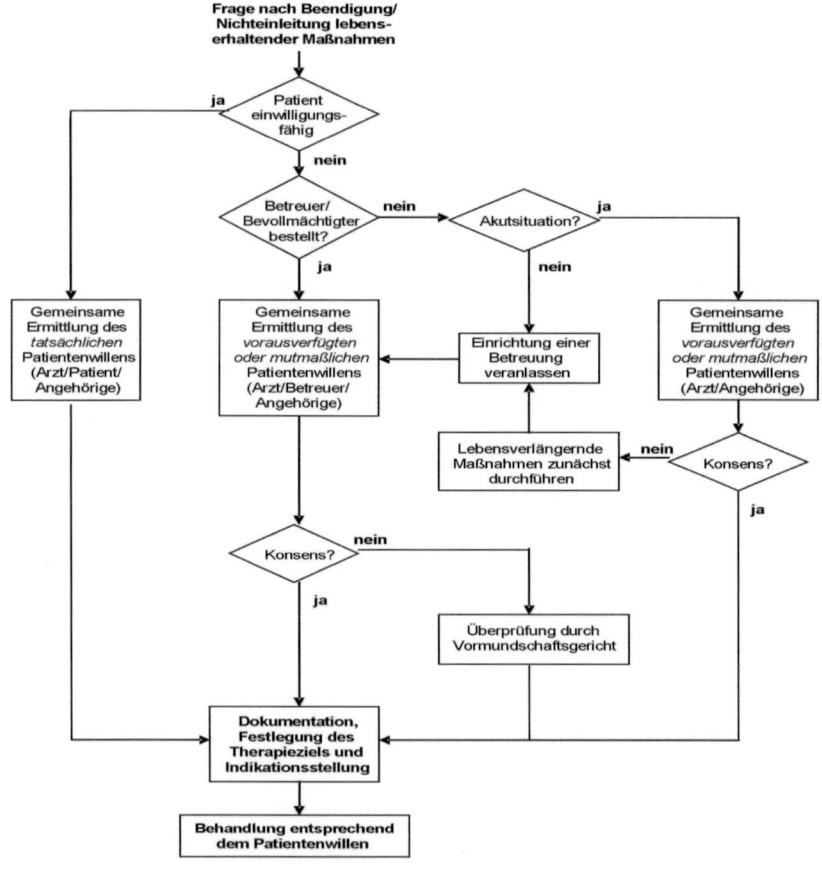

Abbildung 3: Entscheidungsdiagramm für die Frage nach Beendigung/Nichteinleitung lebensverlängernder Maßnahmen. (*Borasio, Putz & Eisenmenger***, 2003, A 2063).**

Eine Hilfestellung für die Beantwortung der Frage nach Beendigung/ Nichteinleitung lebenserhaltender Maßnahmen bietet das Entscheidungsdiagramm von Borasio, Putz & Eisenmenger (s. Abb. 3).

Trotzdem bleiben diese Entscheidungen immer schwierig. Daher müssen sich die Handelnden stets vergewissern, dass sie im Sinne des/der PatientIn entscheiden, dessen Maßstab anlegen und nicht ihren eigenen Motiven folgen. Ist es vielleicht *ihr* Leid, was *sie* nicht mehr ertragen können, während der/die PatientIn gut und schmerzfrei versorgt ist? Spielen eventuell ökonomische Ängste der Angehörigen (z.B. vor späterer Versorgung eines Pflegefalls) eine Rolle? Wird dringend ein freies Bett auf der Intensivstation benötigt? Lösungsvorschläge für den Umgang mit solchen Gefahren liefert unter anderem der letzte Abschnitt des folgenden Kapitels.

6. Sterbebegleitung auf Intensivstationen

Die relativ hohe Letalität auf Intensivstationen zeigt, dass der Tod dort keine Seltenheit ist. Das eröffnet die Frage, wie da, wo eigentlich alles darauf ausgerichtet ist Leben zu erhalten, Sterbebegleitung praktiziert wird. Zunächst soll die Ist-Situation ausgeleuchtet werden, um dann auf die Bedürfnisse der Sterbenden einerseits und der begleitenden Pflegekräfte andererseits einzugehen. Schließlich werden die Maßnahmen aufgeführt, die zur Sterbebegleitung gehören und „End-of-Life Care Konzepte" vorgestellt.

Franco Rest bringt Klarheit in die vielfältigen Begriffe, die im Zusammenhang mit Sterben häufig genannt werden. Er unterscheidet zwischen folgenden drei Hilfen:

- Hilfen „zum Sterben" („Sterbehilfe"),
- Hilfen „im Sterben" („Sterbenshilfe")
- Hilfen „beim Sterben" („Sterbebeistand" und „Sterbebegleitung").

Während die „Sterbehilfe" sich unmittelbar auf das Sterben selbst bezieht, umfasst die „Sterbenshilfe" den gesamten Lebensabschnitt, in dem das Sterben stattfindet. Von beiden heben sich „Sterbebeistand" und „Sterbebegleitung" ab, indem sie den Menschen in den Mittelpunkt stellen (Rest, 1998). Auch die Anforderungen an die Helfenden unterscheiden sich dementsprechend: *„Zur Sterbehilfe benötigen wir Fachkenntnisse, für Sterbebeistand unser innerstes Menschentum, für Sterbebegleitung eine ethische Gesinnung - also gehören sie zusammen, damit nicht z.B. Fachkenntnisse ohne Gesinnung einhergehe*n." (*Rest*, 1998, S. 16)

Leider wird der Begriff „Sterbehilfe" in der Literatur durchaus für alle oben genannten Begriffe verwendet. Daher ist es unerlässlich, beim Gebrauch dieses Wortes klar zu beschreiben, was damit gemeint ist. Gleichwohl gibt es in der Praxis häufig Überschneidungen dieser Bereiche. Besonders auf Intensivstationen wird dies deutlich, und daher ist die Abgrenzung oft schwierig. Meist dominiert hier die „Sterbehilfe", die sich in guten medizinischen, aber leider mäßigen rechtlichen Fachkenntnissen widerspiegelt.

Franco Rest zählt Pflegewissenschaft, Erziehungswissenschaft und Psychologie zu den Professionen, die „Sterbebeistand" leisten. Diese eher statische und durch ein Verhältnis von Über- und Unterordnung gekennzeichnete Anwaltsfunktion des „Sterbebeistands" wird ergänzt durch die hinüberleitende Dynamik der „Sterbebegleitung". Theologie, Philosophie und Kommunikationswissenschaft geleiten den/die PatientIn auf Augenhöhe auf seinem/ihrem letzten Weg (*Rest*, 1998). Meiner Auffassung nach besteht die professionelle Pflege sterbender Menschen darin, jedem/r die

Unterstützung zukommen zu lassen, die seinen/ihren Bedürfnissen entspricht, ohne ihn/sie dabei zu dominieren. Daher wird in dieser Arbeit der Begriff „Sterbebegleitung" oder die noch umfassendere Bezeichnung „End-of-life Care" gewählt.

6.1. Ist-Situation der Sterbebegleitung auf Intensivstationen

1984 schrieb Hilde Steppe: „Aus der oft absoluten Priorität der lebensrettenden medizinischen Notwendigkeiten auf der Intensivstation ergibt sich für das Pflegepersonal, daß Sterbebegleitung im Sinne einer „Lebensvollendung" erst in dem Moment als solche wahrgenommen werden kann, wenn das Sterben offiziell zugelassen wird, was konkret einem ausdrücklich erklärten Verzicht auf Wiederbelebungsmaßnahmen entspricht." (Steppe, 1984). Sie hielt daher unter den damaligen Bedingungen, in denen das Sterben auf Intensivstationen quasi nicht erlaubt war, eine umfassende Sterbebegleitung für nicht integrierbar.

Wie stellen sich zwei Jahrzehnte später die Gegebenheiten dar? Seit Anfang der 90er-Jahre beobachtet man in Nordamerika einen rapide ansteigenden Anteil von PatientInnen, die in Folge von Therapiereduktion oder –limitation sterben, 1988 betrug dieser Anteil in verschiedenen Studien zwischen 43% und 51%, und 1993 lag er zwischen 66% und 90% (Baggs, 2002). Auch in Europa fällt dieser Trend auf, allerdings zeigen sich hier große Differenzen nach Ländern. In Nordeuropa wird häufiger zum Mittel der Therapieminimierung gegriffen als in Südeuropa: Ursächlich hierfür sind Unterschiede ethnischer, kultureller und religiösen Art (Carlet et al. 2004). Nimmt man diese Entwicklung als Grundlage, so müsste Sterbebegleitung im Sinne von Hilde Steppe auf deutschen Intensivstationen heute planbarer sein. Leider gibt es dazu keine Studien.

Von 1989 bis 1991 untersuchten ForscherInnen die Versorgung von über 4000 schwerstkranken PatientInnen, die zum Teil ihre letzten Tage auf Intensivstationen verbrachten. In der ersten Phase der größten Studie über das Sterben in Krankenhäusern der USA, der „Study to Understand Prognoses and Preferences for Outcomes and Risks of Treatment" (SUPPORT) wurden gravierende Missstände aufgedeckt. 53% der behandelnden ÄrztInnen war nicht klar, dass ihrE PatientIn eine Reanimation ablehnte (Principal Investigators, 1995 zitiert in Baggs, 2002). Weitere Erkenntnisse waren unter anderem ein unzureichendes Schmerzmanagement, eine schlechte Kommunikation über die Prognose und eine fehlende Versorgungsplanung. Die anschließende Intervention, die den Kommunikationsfluss verbessern sollte, misslang (Nelson-Marten, Braaten & English, 2001).

Im April 2003 stellte sich die "5th International Consensus Conference in Critical Care" in Brüssel den Herausforderungen von End-of-life Care auf Intensivstationen (Carlet et al., 2004). Dort präsentierten dreißig EOLC-ExpertInnen aus Nordamerika und Europa, darunter auch registered nurses, einer zehnköpfigen Jury ihre Forschungsergebnisse, um nach breiter Diskussion Antworten auf fünf Fragen zu formulieren:

Gibt es ein Problem mit EOLC auf Intensivstationen?

Welche Erkenntnisse gibt es über die Epidemiologie des Todes auf Intensivstationen?

Wie lassen sich die Unterschiede innerhalb und zwischen den Ländern und Kulturen bzgl. EOLC erklären?

Wer entscheidet darüber, wann und ob lebenserhaltende Maßnahmen auf der Intensivstation zu beenden sind?

Wie sieht die optimale Versorgung für sterbende PatientInnen auf der Intensivstation aus?

Die neun identifizierten Problemfelder sind nachfolgend kurz aufgeführt:

Der Sprachgebrauch auf Intensivstationen zeugt häufig von mangelnder Sensitivität und Genauigkeit bei gleichzeitiger emotionaler Aufladung. Der Satz „Die Situation ist aussichtslos, deshalb haben wir die Therapie abgebrochen", schreckt durch harte Begriffe ab und bietet keine Perspektive. Angenehmer dagegen klingt: „Wir können das Grundleiden nicht mehr heilen, werden aber alles tun, damit PatientInnen und Angehörige sich in der ihnen noch gemeinsam verbleibenden Zeit wohlfühlen."

Als zweites Problemfeld stellten die ForscherInnen eine große Variabilität in der Handhabung von Therapieeinschränkungen auf Intensivstationen sowohl zwischen als auch innerhalb von Ländern fest. Dies betrifft die Häufigkeit, den Zeitpunkt, die Therapieart und die Vorgehensweise. Zudem bemerkten sie eine Barriere zwischen der Möglichkeit, die lebensunterstützende Behandlung „einzufrieren" oder sie zu reduzieren, obwohl ethisch hier kein Unterschied besteht.

Die Entscheidung lebensverlängernde Maßnahmen einzustellen, fällt häufig erst sehr spät, weil die Vorhersagbarkeit des Verlaufs der Erkrankung lange im Unklaren bleibt. Es gibt zwar Scoring-Systeme, um Überlebenswahrscheinlichkeiten zu berechnen, doch diese eignen sich nicht für den Einzelfall.

Ein weiteres Problemfeld bildet die Präferenz des/der PatientIn. Weniger als 5% der PatientInnen von Intensivstationen behalten ihre Entscheidungsfähigkeit. Die anderen sind also nicht mehr in der Lage zu sagen, welche Therapie sie wünschen oder ablehnen. Im Vorhinein haben weniger als 10% der IntensivpatientInnen eine Patientenverfügung abgefasst und nur ein kleiner Teil das Thema Versorgungswünsche im Falle einer sehr ernsten Prognose diskutiert. Dementsprechend fehlen sowohl bei Angehörigen als auch beim Intensivteam häufig Wissen und Verständnis vom Willen des/der PatientIn bezüglich des Umgangs mit lebensverlängernden Maßnahmen. Die Erkundigung nach dem evtl. auch schriftlich niedergelegten Willen des/der PatientIn gehört jedoch nicht zur Routine. Schon in der SUPPORT Studie wurde festgestellt, dass 33% der Primary Nurses nicht über die bevorzugten Versorgungswünsche ihrer PatientInnen informiert waren und nur 13% mit ihnen direkt über deren Wünsche bezüglich Reanimationsmaßnahmen sprachen (Miller, Forbes & Boyle, 2001). Auf der Datengrundlage von SUPPORT wurde ermittelt, dass Angehörige glaubten, 70% der PatientInnen hätten Palliative Care bevorzugt, 15% von diesen jedoch lebensverlängernde Maßnahmen erhalten (Lynn et al., 1997 zitiert in Baggs, 2002).

Obwohl die EOLC-Empfehlungen wissenschaftlicher Gesellschaften weitgehend akzeptiert sind, zeigen sich dazu in der täglichen Praxis große Diskrepanzen. Diese Abweichungen konnten noch nicht erklärt werden.

Die wichtige Frage nach der Entscheidungsträgerschaft und –findung variiert stark zwischen den Ländern. Ärzte, Pflegende und Angehörige spielen unterschiedlich bedeutsame Rollen im Entscheidungsprozess, dessen höchste Regel es sein sollte, im besten Interesse der/des PatientIn zu handeln. So lange er/sie dazu in der Lage ist, sollte der/die PatientIn das letzte Wort haben.

Von zwölf befragten europäischen intensivmedizinischen Gesellschaften ist die Deutsche Gesellschaft für Anästhesiologie und Intensivmedizin (DGAI) die einzige, die ihren Mitgliedern nicht nahe legt, das Pflegepersonal in die Entscheidungsfindungsdiskussion mit einzubeziehen (Boles, 2003 zitiert in Carlet et al., 2004). In der Praxis scheint es so, dass in Südeuropa Entscheidungen eher von Klinikern allein, in der Schweiz und Großbritannien hingegen vom ganzen Team getroffen werden. Der Ausschluss von Teammitgliedern schafft jedoch Unzufriedenheit. In den USA hingegen, wo Autonomie einen hohen Wert darstellt, spielen Angehörige von z.B. komatösen PatientInnen eine mitentscheidende Rolle.

Auch in Europa wollen Angehörige mit einbezogen werden, und Pflegende bringen häufig ihre Unzufriedenheit über mangelndes Mitspracherecht zum Ausdruck (Kennard et al., 1996 zitiert in Carlet et al., 2004). Letztere sind diejenigen aus dem Team, die mit den PatientInnen und ihren Familien am meisten Kontakt haben und daher über tiefe Einblicke verfügen. Konflikte zwischen Intensiv-Team und Angehörigen treten vielfach auf, wenn Angehörige auf Weiterführung lebensverlängernder Maßnahmen bestehen, obwohl die ÄrztInnen davon abraten. Ursache hierfür können allerdings auch Verständigungsprobleme sein.

Die Kommunikation auf Intensivstationen wurde von den EOLC-ExpertInnen ebenfalls als Problemfeld identifiziert. Angehörige beschweren sich häufig über die schlechte Qualität der Kommunikation mit dem Intensiv-Team. Insbesondere die Art und Weise der Informationsvermittlung bezüglich Diagnose, Prognose und Behandlung wird von ihnen beklagt. Durchschnittlich 75% der Gesprächszeit zwischen Angehörigen und ÄrztInnen reden die MedizinerInnen. Würden sie mehr Zeit in das Zuhören investieren, wären viele Familien zufriedener (Tulsky & Chesney, 1995 in Carlet et al., 2004). In einer schriftlichen Befragung von 300 Mitgliedern der „American Association of Critical Care Nurses" wurden Hinderungsgründe für gut praktizierte EOLC ermittelt. Vier von 25 genannten Punkten betrafen Kommunikationsprobleme mit Angehörigen. Sie nahmen hohe Rangplätze auf einer nach Stärke geordneten Rangliste ein. Als störend empfunden wurden fortwährende Anrufe von Angehörigen, die sich bei der Pflegekraft erkundigten, statt zunächst den/die familiäreN AnsprechpartnerIn zu kontaktieren. Des Weiteren zählten dazu Verständigungsschwierigkeiten bezüglich der Bedeutung von lebenserhaltenden Maßnahmen, Probleme im Umgang mit aufgebrachten Angehörigen und das Unwissen der Pflegekräfte über die Versorgungswünsche des/der PatientIn (Kirchhoff & Beckstrand, 2000).

Obwohl inzwischen weitestgehende Übereinstimmung darüber besteht, dass eine optimale Versorgung sterbender PatientInnen ein wichtiger Bestandteil der Intensivpflege ist, fehlt es an Weiterbildung in Palliative Care. Dies zeigt sich besonders in inadäquater Behandlung von Schmerz, Unbehagen, Angst, Schlafstörungen, Unruhe, Hunger- und Durstgefühl und Depressionen.

Als letztes Problemfeld identifizierte das Komitee Dokumentation und Evaluation von End-of-life Care. Bisher gehört EOLC nicht routinemäßig zu Zielbereichen von Evaluation und Zertifizierung. Ziele, Vorgehensweise und Diskussionen mit Angehörigen in diesem Bereich werden wenig dokumentiert. Die Messinstrumente zur Bewertung von EOLC müssen verfeinert werden.

6.2. Bedürfnisse sterbender PatientInnen und ihrer Angehörigen

Um Sterbende möglichst optimal versorgen zu können, ist es notwendig ihre Bedürfnisse zu kennen. Bei IntensivpatientInnen stellt sich deren Ermittlung als kompliziert dar, wie bereits mehrfach ausgeführt wurde. Dem gegenüber steht allerdings, dass das sensible Wahrnehmen besonders nonverbaler Äußerungen zur Professionalität von Intensivpflegekräften gehört. Doch woran können sich insbesondere unerfahrene Pflegende orientieren, wenn es ansonsten kaum Hinweise gibt?

„Der Sterbeprozess zieht den Menschen in all seinen Seinsebenen in Mitleiden-schaft. Die Krise einer lebensbedrohlichen Krankheit und die Annäherung an den Tod erzeugen ein Spektrum von Bedürfnissen höherer Ordnung, die mit dem Personsein, mit Überzeugungen und dem Sinn des Lebens in Beziehung stehen." (*Lattanzi-Licht*, 2003)

In einer im JAMA[26] veröffentlichten Studie wurden Dialyse- und HIV-PatientInnen sowie BewohnerInnen einer Langzeitpflegeeinrichtung nach ihrer Auffassung von EOLC befragt (*Singer, Martin & Kelner*, 1999, zitiert in *Truog et al.*, 2001). Sie benannten fünf Bedürfnisbereiche, deren Befriedigung für sie in der letzten Lebensphase Priorität besitzen:

An höchster Stelle steht ein adäquates Symptom- und Schmerzmanagement. Sterbende fürchten sich häufig vor Schmerzen und Luftnot. Der Wunsch nach schmerzstillenden und stressmindernden Medikamenten ist jedoch individuell verschieden. Deshalb müssen sich PatientInnen und ihre Angehörigen sicher sein können, dass Analgetika- und Sedativa in dem Maße eingesetzt werden, wie es der/die Sterbende möchte. Des Weiteren führten die Befragten Vermeidung von unnötiger Sterbensverlängerung, Erhalten ihres Kontrollsinns, Entbürdung von Lasten und Stärkung der Beziehung zu nahen Angehörigen an.

Das Ethik-Komitee der Society of Critical Care Medicine betont, dass es, wenn immer möglich, unabdingbar ist, die PatientInnen auf ihren letzten Weg vorzubereiten, damit diese ihre Bedürfnisse den Möglichkeiten entsprechend äußern können. Sicherlich gehört der Wunsch nach einer respekt- und würdevollen Behandlung auch über den Tod hinaus dazu. Für die Erfüllung mancher Bedürfnisse bedarf es teilweise einer Änderung in der Krankenhausorganisation. So stoßen z.B. Wünsche nach 24-stündiger Anwesenheit von Angehörigen oder zur Durchführung spezieller religiöser oder kultureller Riten auf institutionelle Widerstände (*Truog et al.*, 2001).

Auch wenn die Bedürfnisse des/der Sterbenden im Vordergrund stehen, sollten die Anliegen der Nahestehenden beachtet werden, sofern sie Ersteren nicht widersprechen. Aus einer Anzahl von Studien filterte das Ethik-Komitee die zehn wichtigsten

---

[26] Journal of the American Medical Association

Anrechte heraus: Zusammensein mit der sterbenden Person; hilfreich sein; informiert werden über Zustand und bevorstehenden Tod; Erläuterungen zu Handlungen am Sterbenden, um diese verstehen zu können; vergewissert sein über sein/ihr Wohlbefinden; Trost; Gefühle erörtern können; Bestätigung, dass ihre Entscheidungen richtig waren; Sinn finden im Sterben der geliebten Person; Verpflegung und Unterbringung. So sollte z.b. das Reduzieren und Beenden lebenserhaltender Maßnahmen zeitlich mit den Angehörigen abgesprochen werden, damit möglichst alle, die es wünschen, die Möglichkeit haben sich zu verabschieden. Aber ebenso sollte ihnen signalisiert werden, dass es akzeptiert wird, wenn sie zu Hause bleiben. Und auch einfache Aufmerksamkeiten wie das Bereitstellen von Stühlen, das Anbieten von Getränken und das Achten auf eine ästhetische Umgebung tragen zum Wohlbefinden der Nahestehenden bei.

Für das Vertrauensverhältnis zwischen Angehörigen und dem Intensivteam ist es wichtig, dass die Botschaften, die übermittelt werden, eindeutig und widerspruchsfrei sind. Am günstigsten wäre es, wenn dies immer durch dieselbe Person (Arzt, Ärztin) geschieht. Dem Wunsch nach Nähe zum Sterbenden kann entgegengekommen werden, indem unnötige Kabel und Geräte, die den Zugang erschweren, entfernt werden. Da das Abschiednehmen von einem Menschen, der gerade verstorben ist, eine einmalige nicht wiederholbare Situation darstellt, ist es wichtig, dass die Nahestehenden dafür genügend Zeit haben (*Truog et al.*, 2001). Auf Intensivstationen stellt das häufig ein Problem dar, da ein freigewordener Platz ad hoc benötigt werden kann. Ein „Abschiedsraum" ohne technisches Equipment mit dezentem Licht und bequemen Stühlen schafft einerseits eine größere Privatsphäre und andererseits die Möglichkeit, den alten Intensivpflegeplatz schnell wieder einsatzbereit zu haben.

6.3. Bedürfnisse und Belastungsfaktoren begleitender Pflegekräfte

Um die Bedürfnisse begleitender Intensivpflegekräfte zu ergründen, ist es interessant, sich zunächst den Motiven zu widmen, die Pflegende zur Arbeit auf Intensivstationen führen. In einer soziologischen Untersuchung (*Wilhelm & Balzer*, 1989) wurden sechs Hauptmotive identifiziert: Karriere, Streben nach Wissen und Sicherheit, persönliche Bildung, humanistisches Pflegeideal, eigenständige Arbeitsgestaltung und Team-Geist.

Durch diese Grundeinstellungen kann es zu Konflikten mit ÄrztInnen kommen, wenn deren Anordnungen den Pflegekräften nicht gestatten entsprechend ihrer Überzeugung zu handeln. Dies kann z.B. der Fall sein, wenn MedizinerInnen bei PatientInnen Maximaltherapie anordnen, bei denen die Pflegekräfte nur noch Palliativmaßnahmen für sinnvoll halten. Das Ausführen von Anweisungen, die gegen eigene Grundsätze und das humanistische Pflegeideal verstoßen und gleichzeitig die Eigenständigkeit einschränken und Disharmonie verbreiten, führt zu dysphorischen Zuständen und Rückzug. Dem Kontrollverlust, den Pflegekräfte aufgrund von scheinbar willkürlich getroffenen ärztlichen Entscheidungen empfinden, wird mit Forderungen nach Richtlinien und Pflegezielen entgegengewirkt (*Wilhelm & Balzer*, 1989). In einer amerikanischen Studie finden sich Verhaltensweisen von ÄrztInnen dreimal unter den Top Ten von 29 zur Auswahl stehenden Hinderungsgründen für gute EOLC. Ihre Uneinigkeit über die richtige Therapielinie war der stärkste Belastungsfaktor für die Pflegenden. Auf Platz drei folgte das Ausweichen vor Gesprächen mit Angehörigen und an 7. Stelle stand die Haltung, das Sterben der PatientInnen an ihren Krankheiten nicht zulassen zu wollen *(Beckstrand & Kirchhoff*, 2005).

Zwei deutsche Pflegeforscherinnen stellten fest, dass „die fragliche ethische Vertretbarkeit medizinischer Maßnahmen" die größte Belastung für Intensivpflegekräfte im Umgang mit Sterbenden darstellt (*Hempel & Unger*, 2000). 81% der Befragten stimmten diesem Item zu, während „Medizintechnik", die „eigene Angst vorm Tod", „eigene Resignation" und „Unsicherheit im Umgang mit Sterbenden" nicht einmal halb so häufig genannt wurden. Zusätzlich gaben einige StudienteilnehmerInnen als erschwerend „Angehörigenbetreuung", „persönliche Probleme mit dem Thema", „Alter des Patienten" und „Zeitfaktor" an. 88% der Pflegenden verneinten es, für eine individuelle Sterbebegleitung genügend Zeit zu haben. Die Untersucherinnen stellten fest, dass die Stärke der Belastung mit dem Alter von PatientInnen, der Schwere der Erkrankung und der Verweildauer der PatientInnen korreliert. Bereits 1965 hatten Glaser und Strauß in ihren Feldstudien herausgefunden, dass die Betreuung von PatientInnen, deren Tod einen sozialen Verlust („jung", „wunderbar") darstellt, Pflegekräfte besonders belastet (*Glaser & Strauß*, 1995).

Als weiteren Belastungsfaktor ermittelten Hempel und Unger vor allem das „Arzt-Schwestern-Verhältnis". Mehr als die Hälfte (54%) der Pflegenden bezeichnete dieses als mangelhaft oder schlecht. Team-Supervision ist eine Möglichkeit, das gegenseitige Verständnis zu fördern. Von den Befragten würden 59% so ein Angebot annehmen, 37% lehnten es ab, und 2% nahmen bereits daran teil.

In einer etwas älteren Analyse (*Wilhelm & Balzer*, 1989) des Verhältnisses zwischen Pflegenden und Ärzten auf Intensivstationen werden als zusätzliche Belastungsfaktoren Rollenkonflikte (Selbstverständnis der Pflegenden als Anwälte der PatientInnen, da ihre Präsenz bei den PatientInnen viel häufiger und andauernder ist) und teilweise unklare und vielfach wechselnde Verantwortlichkeiten innerhalb der Ärzteschaft aufgeführt. Bei sehr unerfahrenen und neuen MedizinerInnen auf Intensiveinheiten sind erfahrene Pflegkräfte mit dem Anlernen der ÄrztInnen beschäftigt, wenn von der leitenden Ärzteschaft nicht für Einarbeitung gesorgt wird. Dafür die Verantwortung zu tragen, aber gleichzeitig bei Therapieentscheidungen nicht mit einbezogen zu werden, frustriert viele Pflegende. Ärztliche Assistenz, medizinisches Mitdenken und das Hinweisen auf Auffälligkeiten durch Pflegekräfte wird von ÄrztInnen als selbstverständlich vorausgesetzt und als vorrangig vor notwendiger Pflege angesehen. Medizinische Assistenztätigkeiten werden bei einem/r Sterbenden nicht mehr benötigt. Betreut eine Pflegekraft aber neben einer Sterbebegleitung weitere PatientInnen, was in der Regel der Fall ist, und wird sie dort von ÄrztInnen als Unterstützung verlangt, schafft dies neuen Konfliktstoff. Wilhelm und Balzer sprechen in diesem Zusammenhang von Arroganz und Ignoranz der Medizin (*Wilhelm & Balzer*, 1989).

Eine weitere bedrückende Situation stellt der unerwartete Todeseintritt dar. Hier fehlt die mögliche Vorbereitung durch die Einsicht des „nichts mehr tun Könnens", und der Tod tritt für alle Beteiligten unvermittelt ein. In diesen Fällen, in denen noch das Primärziel „Genesung" dominiert, wird alles dafür getan den/die PatientIn zu retten. Die Intensität der Bemühungen und deren erfolgloses Ende kann zu einer hohen emotionalen Beteiligung der Pflegekräfte führen (*Glaser & Strauß*, 1995).

In einer schriftlichen Befragung von Mitgliedern der „American Association of Critical Care Nurses" identifizierten die Forscherinnen alle Umstände als belastend, aufgrund derer Pflegekräfte ihre Anwesenheit am Bett der Sterbenden unterbrechen müssen. Außerdem stellten sie fest, dass die am häufigsten aufgeführten Hindernisse für eine positive Sterbebegleitung damit verbunden waren, dass ÄrztInnen oder Angehörige und nicht die Pflegenden die beschriebenen Situationen kontrollierten (*Kirchhoff & Beckstrand*, 2000). Ähnliches beschreibt eine deutsche Studie. Hier beobachtete die Untersucherin, dass die Gegenwart von selbstsicheren und selbst pflegenden Angehörigen die betreuende Pflegekraft verunsicherte: *„Der Autonomiegewinn der Angehörigen bedeutet gleichzeitig einen Autonomieverlust der „Expertin", so dass aus ihrer Sicht keine „schöne Sterbebegleitung" möglich ist."* (*Timm*, 2000).

Insgesamt steigt die empfundene Belastung der Pflegekräfte bei der Sterbebegleitung. Dies zeigt die fünf Jahre später durchgeführte, etwas erweiterte Wiederholung der Befragung von Kirchhoff und Beckstrand aus dem Jahr 2000, die höhere Score-werte ergab *(Beckstrand & Kirchhoff*, 2005).

Diese amerikanischen Pflegeforscherinnen stellten fest, dass dieselben negativen Faktoren, die die Befragten als stark belastend einstuften, zum Positiven gewendet in ähnlicher Intensität entlastend wirkten. Aus älteren Untersuchungen ist bekannt, dass die physische Versorgung von Sterbenden Pflegekräfte eher entlastet *(Sporken*, 1981 zitiert in *Stadler*, 1991). Ebenso wirken Erfahrung im Umgang mit Sterbenden und eine größere Anzahl von AnsprechpartnerInnen *(Klockenbusch*, 1986 zitiert in *Stadler*, 1991). Auch die Anerkennung guter Betreuung durch die Angehörigen nach dem Tod des/der PatientIn macht die Pflegekraft zufriedener *(Kirchhoff et al.*, 2000).

Das flächendeckende Forschungsprojekt „Sterbebegleitung in Sachsen" liefert interessante Erkenntnisse zu Aspekten der Belastung und Unterstützung von Pflege-kräften. Obwohl jüngere Pflegende häufig unsicher waren, fühlten sich durch die Sterbebegleitung nicht so stark belastet wie die älteren KollegInnen. In den Kranken-häusern, in denen der Stellenwert der Sterbebegleitung hoch eingeschätzt wurde, empfanden die Pflegekräfte signifikant weniger Belastung. Hier gab es einen besse-ren Team-Austausch und die Aufgaben wurden gleichmäßiger verteilt *(BGW*, 2005)

6.4. End-of-life Care Konzepte und Maßnahmen

Viele Aspekte des Sterbens auf Intensivstationen wurden auf den vorangegangen Seiten fokussiert. Dieser Teil widmet sich nun den daraus gewonnenen Erkenntnissen. Sterbebegleitung auf Intensivstationen, so wurde gezeigt, lässt sich nicht isoliert betrachten, sondern nur in ihrem komplexen Umfeld erklären. Dies deutet darauf hin, dass es sich bei der Darstellung einer optimalen End-of-life Care nicht nur um die Aufzählung einiger Maßnahmen handeln kann.

Heißt das Ziel der Bemühungen des Intensivteams, eine möglichst hohe Lebensqua-lität für seine PatientInnen und deren Angehörigen zu erzielen, so wird neben der Heilung das Wohlbefinden zum gleichwertigen Parameter. Indem so Palliativversor-gung von Beginn an mit einbezogen wird, entstehen keine Brüche in der Therapie. Da Lebensqualität etwas sehr Subjektives ist, impliziert diese Vorgehensweise einen hohen Stellenwert der Kommunikation zwischen allen Beteiligten. Ausdrücklich werden Pflegekräfte dazu ermuntert ihre Besorgnisse über PatientInnen und Vorge-hensweisen darzulegen. Teamarbeit ist für eine optimale Versorgung unerlässlich *(Carlet et al.*, 2003).

In diesem Sinne wird dafür plädiert, für Entscheidungsprozesse das „shared decision" Modell zu nutzen. Es bietet Vorteile für alle Beteiligten und schafft eine Balance zwischen ihnen. Voraussetzung hierfür sind umfassender Informationsfluss und Zusammenarbeit zwischen Intensiv-Team (ÄrztInnen und Pflegekräfte und evtl. weitere MitarbeiterInnen), PatientIn und Angehörigen (*Carlet et al.* 2004).

Dieses Statement der 5. "Consensus Conference in Critical Care" ist vergleichbar mit dem vom "Committee on Care at the End of Life" des "Institute of Medicine" entwickelten "mixed-management model". Letzteres unterscheidet sich von dem traditionellen und dem überarbeiteten Muster durch folgende Merkmale: Ab Beginn der Diagnosestellung werden dem Krankheitsverlauf entsprechende Therapien vorgehalten. Gleichzeitig ist die Linderung von Schmerzen und anderen belastenden Symptomen ein wichtiges Ziel. Eine vorausschauende Versorgungsplanung inklusive Todesvorbereitung und die Unterstützung der Familie begleiten das Programm. Das traditionelle Modell kennt hingegen zu Beginn nur Heilungsbemühungen und lebensverlängernde Maßnahmen. Nach langem Kampf ohne Erfolg werden diese Anstrengungen schließlich eingestellt, und erst danach beginnt das Bemühen um das Wohlbefinden und die Todesvorbereitung der PatientInnen. Im überarbeiteten Modell wird zwar von Beginn an Schmerz- und Stresslinderung angeboten und die Familie wird gestützt, die Therapie ist jedoch nicht dem Krankheitsverlauf angepasst, sondern basiert auf Lebensverlängerung und Heilung. Ebenso wie im "mixed management model" erhalten die Hinterbliebenen Beistand in ihrer Trauer (*Miller, Forbes & Boyle*, 2001). Gerade wegen des häufig unerwartet eintretenden Todes auf Intensivstationen bietet sich das neue Konzept hier besonders an.

Sehr anschaulich hat der ärztliche Direktor des San Diego Hospizes die Gleichzeitigkeit von kurativer Therapie und palliativer Versorgung während eines Krankheitsverlaufs dargestellt (Abb. 4). Dieses Bild lässt sich vollständig für Intensivstationen anwenden, denkt man z.B. an die Aufnahme eines/r PatientIn mit frischem Schlaganfall, bei dem/der vielleicht ein erhöhtes Risiko bekannt war, ansonsten aber keine Krankheit bestand. Zu sehen sind die im Verlauf eingebundenen sozialen Kontakte, die institutionellen Versorgungsangebote und die dem Krankheitsverlauf entsprechenden Maßnahmen. Auch hier ist wieder erkennbar, dass die Versorgung nicht mit dem Tod endet, sondern die Betreuung der Hinterbliebenen mit einschließt. End-of-life Care, so wird gezeigt, beinhaltet einen Teil kurative Therapie, wenn auch in abnehmendem Maße. Mehr Raum nehmen allerdings Palliative Care, Lebensabschied, Sterbephase und Hinterbliebenenbetreuung ein.

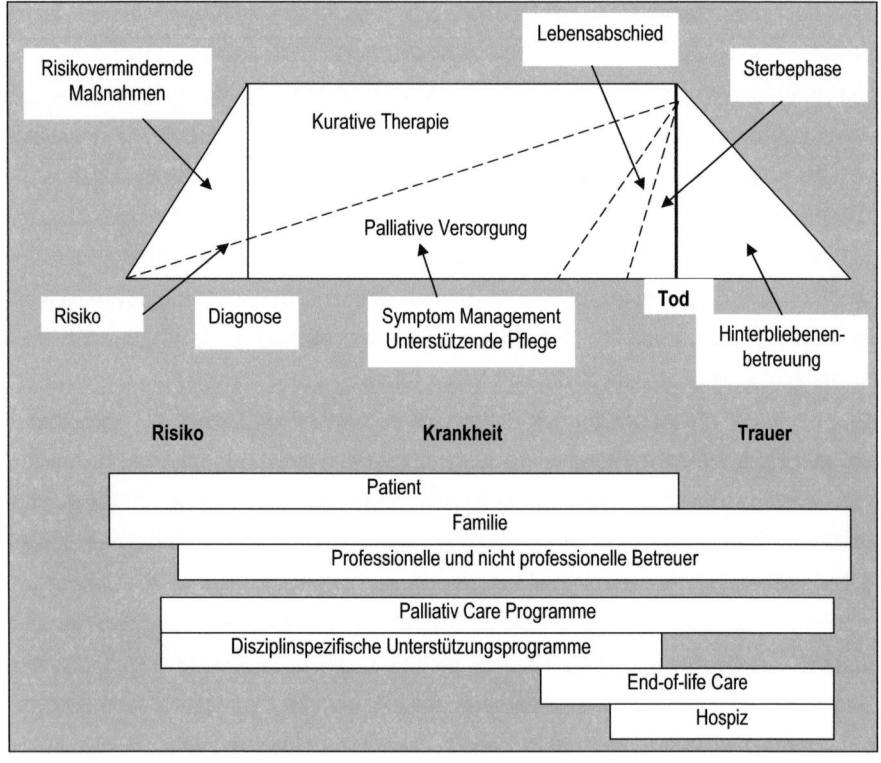

Abbildung 4: Palliative Care innerhalb der Erfahrung von Krankheit, Trauer und Risiko. Modifiziert nach *Ferris* in *Truog et al.*, 2001, S. 2333)

Da Palliative Care im Verlauf einer Sterbebegleitung immer mehr an Bedeutung gewinnt, soll dieser Begriff hier genauer erläutert werden. Die WHO[27] definiert Palliative Care als einen *„Ansatz zur Verbesserung der Lebensqualität von Patienten und ihren Familien, die mit Problemen konfrontiert sind, die mit einer lebensbedrohlichen Erkrankung einhergehen, und zwar durch Vorbeugen und Lindern von Leiden, durch frühzeitiges Erkennen, untadelige Einschätzung und Behandlung von Schmerzen sowie anderen belastenden Beschwerden körperlicher, psychosozialer und spiritueller Art"* (WHO, 2002, zitiert in DGP[28], 2003). Palliative Care ist somit mehr als nur Schmerzlinderung und Symptomkontrolle. Untrennbar dazu gehören die Grundhaltungen, den Eintritt des Todes weder beschleunigen noch hinauszögern zu wollen sowie das Leben zu bejahen und das Sterben als normalen Vorgang anzusehen.

---

[27] World Health Organization, Weltgesundheitsorganisation
[28] Deutsche Gesellschaft für Palliativmedizin

Das Stillen von Schmerzen hat allerdings Vorrang, auch wenn dadurch der Tod früher eintreten sollte. Psychologische und spirituelle Aspekte werden in die PatientInnenversorgung integriert. Ein Unterstützungssystem ermöglicht den PatientInnen, so lange wie möglich aktiv am Leben teilzunehmen. Und ein weiteres hilft den Angehörigen Krankheit und Tod zu bewältigen (*Carlet et al.*, 2003).

Palliative Care beinhaltet folglich erheblich mehr als eine pflegerische und ärztliche Grundversorgung. Um ein umfassendes EOLC-Konzept auf Intensivstationen einzuführen, bedarf es eines Umdenkens bis in die leitende Krankenhausebene. Da dies ein längerer Prozess ist, sollen hier einige Maßnahmen aufgeführt werden, die auf Intensivstationen zu einer palliativen Basisversorgung dazugehören (können), über deren Einsatz aber Unsicherheiten bestehen.

Ausschlaggebend für die Palliativpflegeplanung ist die Sichtweise des/der PatientIn, seine individuellen Bedürfnisse, Wünsche und Ängste. Im Vordergrund steht die Entlastung des/der Sterbenden. Daher sind alle Tätigkeiten zu unterlassen, die sein/ihr Wohlbefinden beeinträchtigen. In der Regel werden kreislaufunterstützende Medikamente bei Sterbenden abgesetzt. Allerdings kann das vollkommene Weglassen von Katecholaminen ein Fehler sein, wenn es zu einer unerwünschten Bewusstseinseintrübung bei vorher wachen PatientInnen führt (*Faber-Langendoen*, 1992, zitiert in *Truog et al.*, 2001).

Luftnot verbunden mit schweren Atemgeräuschen ist ein wichtiges Leidenssymptom bei Sterbenden auf Intensivstationen. Hierbei ist zu beachten, dass eine unregelmäßige Atmung beim Sterben physiologisch ist und Atemgeräusche eventuell die Begleiter mehr stören als den/die PatientIn. Möglichkeiten zur Linderung der Dyspnoe bieten z.B. Hochlagerung und verschiedene Medikamente. Bei intubierten PatientInnen bestehen die Möglichkeiten der terminalen Extubation[29] oder des terminalen Weaning[30]. Vor allem die terminale Extubation ist umstritten und muss, wenn dies der Wille des/der PatientIn ist, gut vorbereitet sein. Sie kann zu Stressreaktionen führen bzw. bei so genannten „Hirntoten" zu „Lazaruszeichen"[31]. Sedierung des/der PatientIn und klare Information der Angehörigen sind daher unerlässlich. Eine kontinuierliche Opiatgabe zur Stresslinderung gehört ebenfalls zu den Palliativmaßnahmen (verschiedene Autoren zitiert in *Truog et al.*, 2001).

---

[29] Entfernung des Beatmungsschlaues in der Sterbephase.
[30] Entwöhnung vom Beatmungsgerät in der Sterbephase, so dass Spontanatmung über Luftröhrenschlauch möglich ist.
[31] Bewegungen aufgrund der Hypoxie motorischer Spinalnerven.

Hunger und Durst lassen im Sterbeprozess stark nach, und Übelkeit ist häufig ein Begleitsymptom. Flüssigkeits- und Ernährungszufuhr mittels Magensonden oder Venenkathetern in normalen Maßen belasten Sterbende und zögern den Tod hinaus. In den USA ist die Praxis so, dass die PatientInnen auf Wunsch Nahrung und Flüssigkeit erhalten (verschiedene Autoren zitiert in *Truog et al.*, 2001). Eine sorgfältig ausgeführte Mundpflege lindert das Durstgefühl und bietet Zuwendung.

Einige einfache Maßnahmen für ein besseres Wohlbefinden sollen noch genannt werden: eine bequeme Positionierung im Bett, angenehme Wärmeregulierung (Decke), für ein ruhiges Umfeld sorgen, angemessene Körperpflege, Angehörigen Zutritt gewähren (*Puntillo et al.*, 2001). In allen Tätigkeiten sollte sich der respekt- und würdevolle Umgang mit den Sterbenden ausdrücken (*Truog et al.*, 2001).

Maßnahmen, die die Pflegekräfte bzw. das ganze Team unterstützen, kommen indirekt den PatientInnen zugute. Daher sind hier noch einige dieser Möglichkeiten aufgeführt. Um nötige Kompetenzen zu fördern, muss Palliative Care in die Intensivweiterbildung integriert werden (*Puntillo et al.*, 2001). Auch ein Pflegeeinsatz in diesem Bereich ist von Vorteil (*Brenner*, 2002). Eine weitere Möglichkeit bildet die Heranziehung eines Ethik-Komitees bzw. Ethik-Konsils. Ethik-Konsile fördern die Kommunikation, führen zu mehr Limitationsentscheidungen und verringern die Verweildauer auf Intensivstationen (*Baggs*, 2002). Außerdem stellte Baggs fest, dass eine interdisziplinäre Kommunikation bei kritisch Kranken einen früheren Zugang zur Palliative Care fördert.

7. Methodik

In diesem Kapitel werden zunächst Ziel und Fragestellung der Studie erläutert, um dann Umsetzung und Ablauf auszuführen.

7.1. Fragestellung und Ziel der Untersuchung

Es liegen zwar viele internationale Ergebnisse aus der Pflegeforschung zum Thema End-of-life Care auf Intensivstationen vor, doch der Anteil deutscher Studien ist sehr gering. Vor diesem Hintergrund wurde eine Kombination von qualitativen und quantitativen Methoden gewählt, um mehr Erkenntnisse über die Situation in Deutschland zu gewinnen und gleichzeitig Merkmalszusammenhänge zu überprüfen.

Die allgemeine Fragestellung dieser Studie lautet daher:

⇒ *Wie sieht die Realität der Sterbebegleitung auf deutschen Intensivstationen zurzeit aus und welche Wunschvorstellungen äußern Pflegekräfte dazu?*

Das spezielle Interesse dabei gilt der Beantwortung der Frage:

⇒ *Welche Bedingungen sind eher belastend und welche eher entlastend für die Pflegenden?*

Zur Konkretisierung und Überprüfung dieser Fragen werden vier Hypothesen aufgestellt, bei denen der Grad der Belastung jeweils die abhängige Variable bildet. In diesen Bereichen lassen Hinweise aus der Literatur und eigene Beobachtungen und Erfahrungen Zusammenhänge vermuten:

I. *Wenn Pflegkräfte genügend Zeit für die Sterbebegleitung haben, ist die Situation nicht so belastend.*

Sterbebegleitung ist vor allem ein kommunikativer Akt, der sehr durch die interagierenden Personen und deren Beziehung zueinander bestimmt ist. Da sowohl die Einschätzung des Zeitbedarfs als auch die Zeitwahrnehmung individuell sehr unterschiedlich sind, zählt die Bewertung der Pflegekraft. Als zweite unabhängige Variable fließt der „unerwartete Todeseintritt" ein. Hier verbleibt keine Zeit zur Sterbegleitung im engeren Sinn.

II. *Je eindeutiger und umfangreicher Information und Kommunikation zwischen ÄrztInnen, Pflegenden und PatientInnen und/oder deren Angehörigen sind, desto weniger belastend ist die Sterbebegleitung.*

Für diese Hypothese ist es interessant zu wissen, ob der/die PatientIn während des Aufenthaltes auf der Intensivstation ansprechbar war und Versorgungswünsche geäußert hatte. In umgekehrter Richtung ist zu überprüfen, ob Patienten und/oder Angehörige über die gesundheitliche Prognose informiert wurden.

Wenn die Entscheidung über Therapie bzw. Therapieverzicht eindeutig getroffen und konsequent eingehalten wird und mit dem Patientenwillen übereinstimmt, ist Sterbebegleitung für die Pflegekräfte nicht so belastend.

Hier spielen nur zwei Variablen hinein. Nämlich die Fragen, ob nach dem Willen des/der PatientIn gehandelt wurde und ob die Therapie bzw. der Verzicht auf sie konsequent durchgeführt wurde.

> III. *Wenn Pflegekräfte Ressourcen nutzen können, ist Sterbebegleitung nicht so belastend für sie.*

Der Begriff Ressourcen wird hier sehr weit gefasst und dementsprechend viele Variablen fließen ein. Zunächst wird unterschieden zwischen Ressourcen, die auf äußeren Einflüssen und solchen, die eher auf inneren Einstellungen beruhen.

Zu Ersteren gehört die Anwesenheit von Angehörigen oder Freunden und anderem Pflegepersonal bei der/m PatientIn. Des Weiteren zählen dazu die Teilnahme an Supervision, Fortbildungsinteresse sowie die Fähigkeit, belastende Sterbebegleitsituationen durch Gespräche oder Ablenkung mit angenehmen Dingen zu verarbeiten.

Was die möglichen inneren Faktoren anbetrifft, so wird hier die Verarbeitung durch Reflexion über die Situation oder durch den Glauben abgefragt. Als weitere unabhängige Variablen fließen Erfahrungen und Einstellungen zum Thema Organtransplantation, Motivationsgründe zur Arbeit auf einer Intensivstation sowie persönliche Hintergründe mit ein.

7.2. Instrumente

Die Forschungsfragen und Hypothesen wurden in einzelne Faktoren operationalisiert und zusammengestellt. Es sollte für die Beantwortung der Fragen genügend Zeit zur Verfügung stehen; deshalb wurde die Form einer schriftlichen Befragung gewählt. Die Fragebögen durften zur Beantwortung mit nach Hause genommen werden. Um die TeilnehmerInnen zu klaren Entscheidungen zu animieren, wurde bei den Auswahlmöglichkeiten für die Ausprägung von Variablen auf mittlere Kategorien, wie z.B. „teils/teils", verzichtet.

Der fünfseitige Fragebogen plus Deckblatt besteht aus elf Frageblöcken. Die meisten Fragen sind in geschlossener Form gestellt, um das Zeitbudget des Pflegepersonals nicht unnötig zu strapazieren und die Auswertung einfacher zu gestalten. Für den explorativen Teil werden offene Fragen gewählt, um den TeilnehmerInnen freies Assoziieren zu ermöglichen.

Das Deckblatt dient der Information über die Intention der Befragung und der Anleitung zum Ausfüllen des Fragebogens. Auf Seite 1 beginnt die Erhebung mit einer Assoziationsfrage zum Thema "Sterben auf der Intensivstation" als „warm up". In Frage 2 werden die TeilnehmerInnen dazu aufgefordert, sich an Sterbebegleitsituationen zu erinnern. So kann ein erster Überblick über zu erwartende Antworthäufigkeiten gewonnen werden. Um möglichst realitätsbezogene und individuelle Aussagen zu erhalten, werden die Pflegekräfte gebeten sich an zwei Situationen zu erinnern: eine, in der sie mit ihrer Sterbebegleitung zufrieden waren und eine andere, in der das nicht der Fall war. Durch die Gegenüberstellung dieser selbst gewählten Fokusse sollen Belastungsaspekte klarer hervortreten, da die abhängige Variable „Grad der Belastung" in beiden Schilderungen abgefragt wird. Die anderen hier verwendeten Items bilden zum großen Teil die unabhängigen Variablen für die Thesen I bis III, indem sie Zeitaspekte, Informations- und Kommunikationsparameter und Therapieentscheidungen hinterfragen.

Die anschließenden vier Abschnitte, Fragen 5 bis 8, suchen nach individuellen Unterstützungs- und Verarbeitungsfaktoren (wie z.B. Supervision, Gespräche, Ablenkung) und Einstellungen zum Thema Transplantation und zur Arbeit auf der Intensivstation. Die Frage Nr. 7 nach Erfahrungen und Einstellungen zum Thema Transplantation ist deshalb aufgenommen worden, weil Sterbebegleitung bei "Hirntoten" eine konfliktträchtige Pflegemaßnahme ist. These IV baut zum großen Teil auf diesen Abschnitten auf. Die beiden Fragenblöcke 9 und 10 ermitteln einerseits die Wunschvorstellungen von Sterbebegleitung und andererseits die wahrgenommene Wirklichkeit auf der jeweiligen Station. Der letzte Bereich (11) erfragt den soziodemografischen und themenzentrierten persönlichen Hintergrund der TeilnehmerInnen, um auch mögliche Einflüsse von z.B. Geschlecht, Berufserfahrung und familiärer Sterbebegleitung mit einfließen zu lassen. Am Ende (12) ist Raum für Anmerkungen gegeben, und ein Dankeschön schließt den Fragebogen ab.

Zu Überprüfung der Konstruktion des Fragebogens wurde dieser nach Erstellung in das Zentrum für Umfragen, Methoden und Analysen (ZUMA, heute Teil von GESIS) gesandt. Nach kurzen Erläuterungen und geringfügigen sprachlichen Veränderungen wurde das Instrument als geeignet bewertet und kam so zum Einsatz.

7.3. Untersuchungsablauf

Es bestand die Absicht, das Intensivpflegepersonal (examinierte Krankenschwestern und Krankenpfleger mit und ohne Fachweiterbildung) dreier Kliniken zu befragen. Einerseits sollte damit die Anzahl teilnehmender Personen umfangreich genug sein, um zu signifikanten Ergebnissen zu kommen und andererseits sollte der Aufwand möglichst gering gehalten werden. Um eine ausreichende Fallzahl moribunder PatientInnen zu gewährleisten, galt die Auswahl Krankenhäusern einer hohen Versorgungsstufe (mindestens Schwerpunktversorgung). Dadurch konnte davon ausgegangen werden, dass Sterbebegleitung häufig praktiziert wird.

Im April 2001 wurden die Direktorien bzw. Pflegedienstleitungen der ausgewählten Krankenhäuser mit der Bitte um Genehmigung der Untersuchung angeschrieben. Beigefügt waren eine kurze Projektskizze, der Fragebogen sowie der Stationsmerkmal-Erhebungsbogen. Als Anreiz für die Teilnahme der Krankenhäuser diente das Versprechen, nach Fertigstellung der Arbeit ein Exemplar zu überreichen und wenn gewünscht, über die Ergebnisse zu referieren.

Leider entschied sich die Leitung eines der angeschriebenen Häuser gegen die Teilnahme an der Studie. Da durch die Genehmigungsverfahren schon viel Zeit verstrichen war, fiel die Entscheidung, es bei den beiden Kliniken mit insgesamt fünf Intensivstationen zu belassen.

Zunächst erfolgte die Kontaktaufnahme mit den Leitungen der Intensivstationen. Diese wurden über das Vorhaben detailliert informiert, und die Anzahl der zur Zeit dort arbeitenden Pflegekräfte wurde erfragt. Teilweise war es mit Zustimmung der Leitung möglich, das Vorhaben auf einer Dienstbesprechung vorzustellen.

Die Verteilung der Fragebögen (s. Anhang) geschah gleichzeitig mit dem Aushang eines grünen Informationsbogens (s. Anhang) im Juni und Juli 2001. In der Regel wurden die Bögen an die Stationsleitung gegeben und von dieser an die MitarbeiterInnen weitergereicht bzw. in deren Fächer verteilt. Zum Ausfüllen waren vier Wochen vorgesehen. Zwischendurch erfolgten telefonische Nachfragen nach dem Rücklauf bei der Stationsleitung mit der Bitte um Mundpropaganda bei ihren MitarbeiterInnen. Nach dem Ausfüllen sollten die Bögen zunächst auf den Stationen, in einem dort hinterlegten großen Umschlag gesammelt werden. Die letzten Fragebögen wurden Ende August abgeholt.

Außerdem erhielten die Stationsleitungen ein weiteres Blatt (s. Anhang), auf dem von ihnen die Stationscharakteristika anzugeben waren. Hier ging es vor allem darum, festzustellen, ob eventuell auftretende große Unterschiede bei der Beantwortung des Fragebogens stationsbedingt waren.

7.4. Studienpopulation

Die von den Stationsleitungen angegebene Pflege-MitarbeiterInnenzahl auf den einzelnen Stationen belief sich zwischen 34 und 45. Von den 193 zur Zeit der Erhebung beschäftigten Pflegekräften waren 140 weiblich und 53 männlich, viele arbeiteten Teilzeit. Durch den Einsatz von Weiterzubildenden in der Anästhesie- und Intensivpflege sowie auf einer Station auch von Zeitarbeitskräften unterlag die Zahl leichten Schwankungen. Das Durchschnittsalter der Studienpopulation lag bei 34, je nach Station zwischen 32 und 36 Jahren. Die Altersklasse der 31 bis 35-jährigen stellte auf allen Stationen die größte Gruppe dar.

7.5. Statistische Auswertung

Die quantitative Auswertung erfolgte mit Superior Performing Software Systems (früher: Statistical Package for Social Science / SPSS) (*Bühl*, 1998). Die Antworten auf offene Fragen wurden mit Hilfe der Inhaltsanalyse (*Diekmann*, 1999) zunächst kategorisiert und dann ebenfalls mit SPSS bearbeitet.

Für die Prüfung des Zusammenhangs zweier nicht-metrischer Variablen dienten Kreuztabellen. Die Signifikanz zeigte entweder der Chi-Quadrat-Test an oder, wenn mehr als 20% der Zellen eine erwartete Häufigkeit < 5 aufwiesen, der exakte Test nach Fisher. Um den Einfluss mehrerer unabhängiger Variablen auf eine abhängige Variable zu untersuchen, kam die logistische Regression zur Anwendung, alle nicht nominalen abhängigen Variablen wurden zu diesem Zwecke dichotomisiert.

Sofern keine absoluten Zahlen angegeben sind, wurden alle Tabellen und Grafiken auf diejenigen prozentuiert, die bei der jeweiligen Frage gültige Werte aufwiesen. Das Signifikanzniveau liegt bei allen Berechnungen bei $p <= 0{,}05$.

8. Ergebnisse

Dieses Kapitel wird in drei Abschnitte unterteilt. Nach einem deskriptiven Teil folgt die Analyse, und der dritte Abschnitt fasst die wichtigsten Ergebnisse zusammen.

8.1. Deskriptiv

In diesem Teil der Arbeit werden Häufigkeitsverteilungen beschrieben. Zunächst werden die Stationen anhand des Stationsbegleitblattes dargestellt und anschließend der Fragebogen ausgewertet. Die Reihenfolge entspricht bis auf zwei Ausnahmen derjenigen aus dem Fragebogen. Begonnen wird jedoch mit der letzten Seite (Sozio-demografie), und die geschilderten Sterbebegleitsituationen werden am Schluss des Abschnitts gemeinsam in einer Gegenüberstellung untersucht.

8.1.1. Stationscharakteristika

Bei den fünf teilnehmenden Intensivstationen handelt es sich um drei aus den operativen Fachgebieten und zwei aus dem Bereich der Inneren Medizin. Auf die besonderen therapeutischen Schwerpunkte soll hier aus Gründen des Vertrauensschutzes nicht weiter eingegangen werden. Die Zahl der jeweiligen Planbetten liegt zwischen zwölf und sechzehn, die der Beatmungsplätze zwischen fünf und sechzehn. Zwischen dem 01.01.2001 und dem 30.04.01 wurden auf den einzelnen Stationen zwischen 323 und 585 PatientInnen (Fälle) versorgt, von denen in dieser Zeit zwischen 7 und 53 verstarben. Große Differenzen zeigen sich auch in der Sterberate (1,2% - 9,3%) und der durchschnittlichen Verweildauer der später Verstorbenen (2,7 – 26,3 Tage). Das Schaubild (Abb. 5) macht deutlich, dass die operativen Intensivstationen sowohl eine niedrigere Sterbefallzahl als auch –rate haben, dort allerdings die Verweildauer höher liegt als auf den internen Intensivstationen.

Die Frage nach dem Vorhandensein eines Sterbezimmers verneinten alle Stationsleitungen. Auf einer Station gibt es allerdings einen Extra-Raum für Verstorbene, in dem ihre Angehörigen sich ohne störende Verkabelungen verabschieden können.

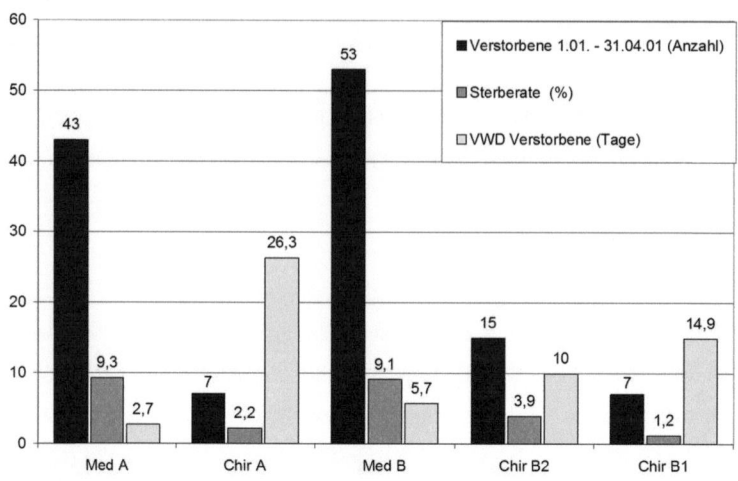

Abbildung 5: Sterbefallcharakteristika der teilnehmenden Stationen

8.1.2. Soziodemografischer Hintergrund

85 der 193 Pflegekräfte gaben den Fragebogen ausgefüllt ab. Die Rücklaufquote beträgt somit 44%, wobei sie zwischen den einzelnen Stationen von 29% bis 63% schwankt. Leider fehlen vor allem bei dem demografischen Frageblock am Ende des Fragebogens teilweise Angaben.

Fünf TeilnehmerInnen machten keine Aussage über ihr Geschlecht. Von den verbleibenden 80 sind 19 männlich und 61 weiblich. Unter der Annahme, dass Krankenpfleger bei dieser Frage eher kein Kreuz gemacht haben, ist die Verteilung repräsentativ für die Studienpopulation. In fünf Altersgruppen eingeteilt waren 5 jünger als 25, 19 zwischen 26 und 30, 33 zwischen 31 und 35, 13 zwischen 36 und 40 und 11 waren 41 Jahre und älter. Dies zeigt eine weitgehende Altersrepräsentativität für die teilnehmenden Stationen, wobei der Rücklauf bei den Menschen über 35 etwas niedriger lag als bei den Jüngeren.

Die meisten befragten Pflegekräfte verfügen über langjährige Intensiverfahrung. 29 Personen (35,8 %) arbeiten seit sechs bis zehn Jahren in diesem Bereich. Genauso groß ist die Anzahl derjenigen, die dort seit kürzerer Zeit arbeiten: 15 weniger als zwei Jahre, 9 zwei bis drei Jahre und 5 vier bis fünf Jahre. 15 sind seit elf bis fünfzehn Jahren dort tätig und 8 sogar noch länger. Ein Drittel (28) arbeitete zur Zeit der Befragung Teilzeit, 53 Vollzeit.

32 MitarbeiterInnen des Krankenhauses A und 53 aus dem Krankenhaus B nahmen an der Studie teil. Davon arbeiteten 28 auf einer inneren und 57 auf einer chirurgi-

schen Intensivstation. 30 von 81 Pflegekräften gaben an, die Weiterbildung „Anäs-thesie- und Intensivpflege" absolviert zu haben, 2 nahmen gerade daran teil.

Die Frage „Haben Sie den Tod von nahen Angehörigen oder Freunden miterlebt?" bejahten fast 2/3, nämlich 50 von 81. 15 dieser verstorbenen Angehörigen oder Freunde lagen zeitweise auf einer Intensivstation. 33 Intensivpflegekräfte fühlten sich durch diese persönlichen Erfahrungen im Umgang mit Sterbenden beeinflusst.

8.1.3. Assoziationen

Die Einstiegsfrage „Was geht Ihnen beim Thema "Sterben auf der Intensivstation" spontan durch den Kopf?" wurde von 56 TeilnehmerInnen beantwortet.

Zunächst wird untersucht, ob die Ausrichtung der geäußerten Gedankenverknüpfun-gen eher positiv, negativ oder differenziert ist. Zwei Drittel (37) der Antworten klingen negativ, 15 beinhalten sowohl negative als auch positive Aspekte bzw. sind neutral, und nur 4 Antworten sind positiv formuliert (s. Abb. 6).

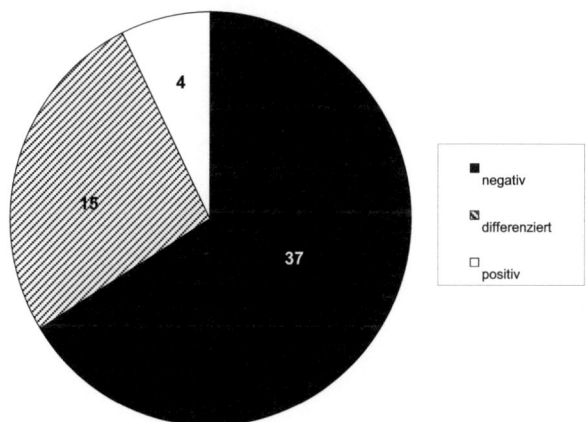

Abbildung 6: Ausrichtung der spontan geäußerten Assoziationen

Die 4 positiven Antworten lauten:

- Human
- ein langes Leiden hat ein Ende
- den Menschen friedlich sterben lassen

21% O_2, Morphium bzw. Analgesierung, Erlösung

Da einige TeilnehmerInnen unterschiedliche Aspekte anführten, ergeben sich insge-samt 83 kondensierte Streiflichter. Grob kategorisieren lassen sie sich je nach

Zielrichtung. Die große Mehrheit (39) bezog sich auf die Sterbesituation, hier lauten die meist genannten Angaben: "unwürdig" (11), "schlechte Bedingungen" (10), "Monitorsterben" (8). Jeweils 16 nahmen Bezug auf das Umfeld (z.B.: "nicht er-wünscht" (7), "Reaktionen, Ängste der Anderen" (5)) oder die Pflege(person) selbst (z.B.: "selbst so nicht sterben wollen"(3), "selbst Abschied nehmen vom Patien-ten"(3)). 12 Äußerungen lassen vermuten, dass die Pflegekräfte sich hier besonders in die Lage von betroffenen PatientInnen versetzten, wie z.B. "teilweise Erlösung" (7). Die häufigsten Streiflichter sind in Abbildung 7 veranschaulicht.

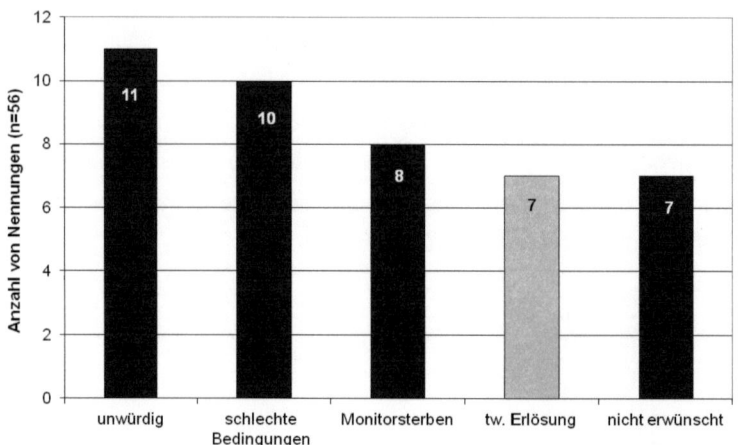

Abbildung 7: meist genannte Assoziationen

8.1.4. Erinnerte Situationen der Sterbebegleitung

73 Pflegekräfte erinnerten sich an Situationen, in denen einE PatientIn, den/die sie betreut hatten, während ihres Dienstes verstorben ist. 11 verneinten diese Frage. Von diesen 11 Mitarbeiterinnen arbeiteten 10 auf operativen Intensivstationen, auf denen - wie oben gezeigt - es deutlich weniger Sterbefälle gibt.

An eine Situation, in der sie mit der Sterbebegleitung zufrieden waren, konnten sich 59 Krankenschwestern und -pfleger erinnern. Von 53 wurde der Fragekomplex nach einer nicht zufriedenstellenden Situation beantwortet. Da lediglich 33 TeilnehmerIn-nen Angaben zu beiden Fallbeschreibungen machten, bot sich aufgrund der kleinen Fallzahl kein direkter Vergleich an. Die aggregierte Gegenüberstellung erfolgt unter Abschnitt 8.1.8.

8.1.5. Individuelle Unterstützungs- und Verarbeitungsfaktoren sowie Einstellungen

Von den befragten 85 Intensivpflegekräften hatten 19 die Möglichkeit an einer Supervisions- oder Balintgruppe teilzunehmen. Lediglich 7 nahmen diese Gelegenheit war. Von den Übrigen bekundeten nur knapp die Hälfte (28) ihr Interesse. Dagegen wird deutlich der Wunsch nach einer Fortbildung zum Thema Sterbebegleitung auf Intensivstationen durch 64 positive und nur 18 negative Antworten ausgedrückt.

Die Angaben zur Verarbeitung belastender Sterbesituationen werden im Folgenden entsprechend ihrer Häufigkeit aufgeführt und in Abbildung 8 veranschaulicht. Bevorzugt wird die Problemverarbeitung durch das Gespräch mit KollegInnen. Innere Reflexion und eigene Erfahrungen helfen ebenfalls sehr häufig beim Abbau emotionalen Stresses. Nur gut die Hälfte der Befragten nutzt dafür Gespräche mit FreundInnen und/oder PartnerIn. Religiösen Pflegekräften hilft teilweise ihr Glauben bei der Verarbeitung. Gespräche mit ÄrztInnen werden zu Bewältigungsprozessen eher nicht genutzt. Auch Ablenkung mit angenehmen Dingen spielt nur eine untergeordnete Rolle. Für die 7 MitarbeiterInnen, die an einer Supervision teilnehmen, bietet diese eine Verarbeitungsmöglichkeit. Zusätzlich praktizierten 7 Pflegekräfte noch andere Arten der Verarbeitungsstrategie, die hier kurz ausgeführt werden:

- *"meine Einstellung: Der Tod gehört zum Leben."*
- *"Versuche nicht daran zu denken."*
- *"Durch ein "gekühltes Pils" (vereinzelt)."*
- *"Dass jeder sterben darf."*
- *"Alkohol?"*
- *"Entwicklung von Zynismus und schwarzem Humor."*

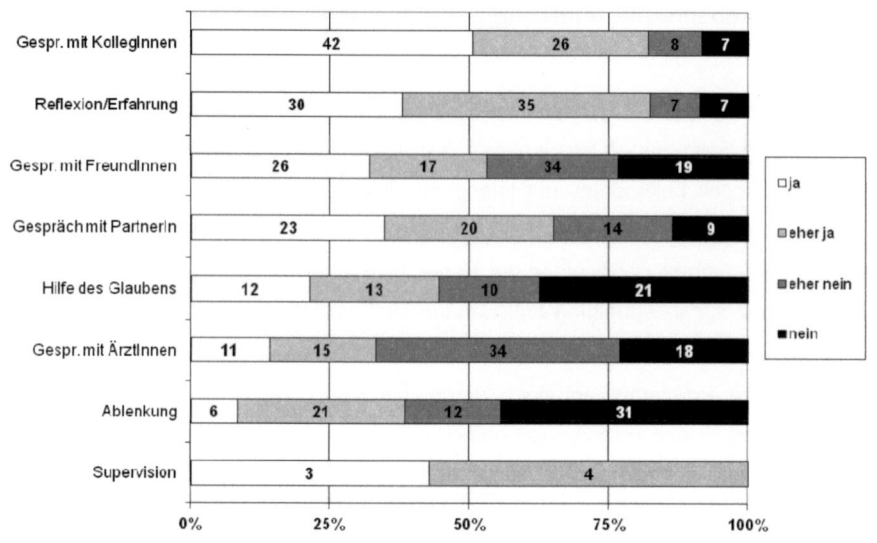

Abbildung 8: Verarbeitungsarten belastender Sterbesituationen

54 von 82 Pflegekräften hatten bereits hirntote Patienten vor Organentnahme betreut, nur 16 aber versorgten Organempfänger nach Implantation. Von 3 MitarbeiterInnen warteten Angehörige oder Freunde auf eine Organspende. Einen Organspendeausweis besaßen zum Fragezeitpunkt 33 von 83 Krankenschwestern und -pflegern. Davon trugen ihn aber nur 25 in der Regel mit sich.

Dass allein der Besitz eines Organspendeausweises nichts über die Bereitschaft zur Organspende aussagt, wurde durch die Erläuterungen der Frage 7.5 deutlich. Von den 67 Antworten befürworteten 36 eine Organspende, 26 waren dagegen und 5 unentschieden. 5 der GegnerInnen hatten dies in ihrem Organspendeausweis festgehalten. 4 Pflegekräfte machten unter Punkt 6.5. Angaben, die nicht als Begründungen für oder gegen Eigenorganspende verwertbar waren. Die verbliebenen 63 Antworten lassen sich zu 19 Kategorien zusammenfassen. Die vier meist genannten Argumente pro/contra Eigenorganspende lauten „anderen helfen", „Erfahrung", „Sinngebung über den Tod hinaus" und „Glaubensgründe". In die Kategorie „anderen helfen" – wobei es hauptsächlich um die Steigerung der Lebensqualität und –dauer der OrganempfängerInnen ging - können die meisten Aussagen (28) einsortiert werden. Dies stellt nicht nur das Hauptmotiv für OrganspendebefürworterInnen (25) dar, sondern auch Unentschiedene (2) und –gegnerInnen (1) führten diesen Aspekt aus. Eng damit verknüpft und gleichzeitig der zweitwichtigste Grund für die Organspendewilligen ist die „Sinngebung über den eigenen Tod hinaus", da die Organe

88

nach Eintritt des Hirntods für den eigenen Körper wertlos werden. Von 9 Nennungen zählen 8 zur Pro- und eine zur Contra-Seite. Die größte Rolle bei den Organspende-gegnerInnen spielen die eigenen Erfahrungen. Von 10 Äußerungen gehören hier 8 zur Contra-Seite und jeweils eine zur Pro-Seite bzw. zu den Unentschiedenen. Diese Erfahrungen beziehen sich so wohl auf den Umgang mit OrganspenderInnen als auch mit (möglichen) OrganempfängerInnen. Aus Glaubensgründen sprachen sich 4 TeilnehmerInnen gegen eine Eigenorganspende aus. In der Grafik nicht mehr aufgeführt, aber hier erwähnt werden sollen noch drei weitere Aussagen. Auf der Pro-Seite ist von Pflichtgefühl die Rede, die TeilnehmerInnen sehen sich in einer wechselseitigen Verantwortung: Wenn sie selbst im Bedarfsfall ein Organ annehmen würden, so sollten sie auch zur Spende bereit sein. Auf der Contra-Seite stehen die Äußerungen „in Ruhe sterben (zu) können" und „möglicher Missbrauch".

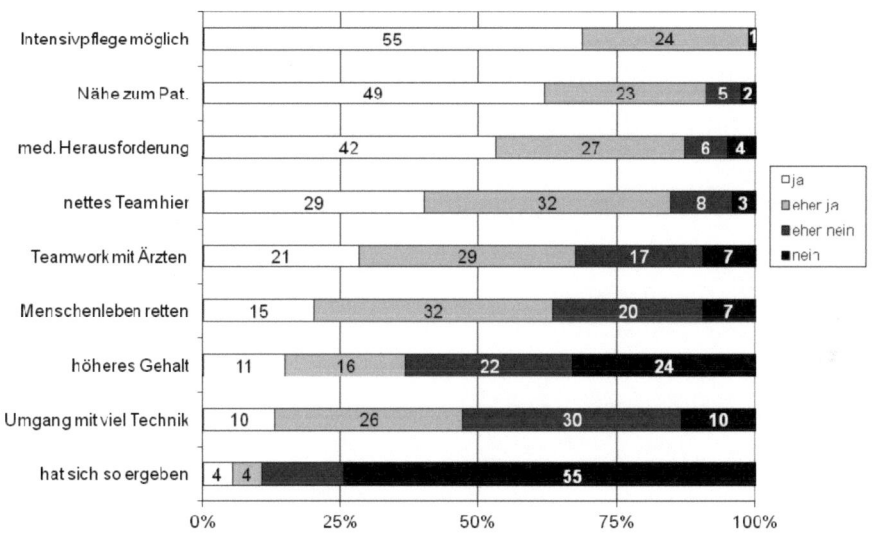

Abbildung 9: Motive zur Arbeit auf einer Intensivstation

Abbildung 9 gibt die Antworten auf Frage 8 wieder. Als Hauptgrund für die Wahl einer Intensivstation als Arbeitsplatz stellte sich die Möglichkeit dar, dort Intensivpflege zu betreiben. Auch die "Nähe zum Patienten durch Bezugspflege", die "medizinische Herausforderung" und die freundliche Arbeitsatmosphäre (beschrieben durch „nettes Team hier") waren für viele verlockend. In der Rangskala der Begründungen folgen dann "gute Zusammenarbeit mit ÄrztInnen" und "um Menschenleben zu retten". "Höheres Gehalt" und "Umgang mit viel Technik" sind für manche wichtig, für viele aber eher nicht. Die Allermeisten treffen die Entscheidung auf einer Intensivstation zu arbeiten sehr bewusst, wie die Kreuze bei Möglichkeit "hat sich so ergeben" zeigen.

12 TeilnehmerInnen gaben noch weitere Gründe an, nämlich:

- *"Wissenserhalt"*
- *"Auf den peripheren Stationen arbeitet zu viel insuffizientes Personal, Leistungsstufe sehr groß."*
- *"Arbeitszeiten gut vereinbar mit Alltag; Dienstplanwünsche werden berücksichtigt. Arbeitsbelastung nicht sehr hoch, die Peripherie ist keine Alternative für mich."*
- *"Teamarbeit, Fortbildungsmöglichkeit."*
- *"Es ist nicht so stressig und anstrengend wie auf der Peripherie. Man lernt fast täglich was Neues dazu."*
- *"Mehr Anerkennung."*
- *"Pat. befinden sich in einem "kritischen" Lebensabschnitt. Sie so gut als möglich zu unterstützen und zu begleiten in dieser Phase ist mir wichtig. Aufgrund der "kritischen" Situation ist wenig Spielraum für Fehler, das reizt mich, bin pathologischer Perfektionist."*
- *"Da ich Medizin-Student bin, bietet sich die Möglichkeit, den theoretischen Teil durch praktische Erfahrung auszugleichen, da im Studium die praktische Arbeit viel zu spät beginnt."*
- *"Höheres Maß an Übereinstimmung/Übereinkunft darüber, wie - auch wie intensiv - gepflegt wird - unter den KollegInnen."*
- *"Immer verantwortliche Ärzte vor Ort; muss nie alleine arbeiten, habe immer kompetente Kollegen in der Nähe."*
- *"Früher war auf Normalstation Massenabfertigung, zu wenig Zeit für einzelnen Patienten, nur Leitungen wussten Bescheid. Intensiv ist Betreuung rundherum bei ein oder zwei max. 3 Pat. - gefällt mir gut."*
- *"Habe hier meine Stelle + Anerkennung -> ausreichend Zeit für mein Privatleben."*

8.1.6. Wunschvorstellungen von Sterbebegleitung

Da in Frage 9 überwiegend schon Bedingungen für eine optimale Sterbebegleitung genannt wurden, sind die Antworten von 9 und 9.1 zusammengezogen und gemeinsam ausgewertet worden. 74 bzw. 72 Pflegekräfte äußerten sich hier.

Die Angaben lassen sich in 8 Oberkategorien einteilen (siehe Abb. 10). Der Häufig-keit nach sind dies: Umfeld, Angehörige, Zeit, Professionalisierung, Kooperati-on/Kommunikation, Einstellung, Personal und Maßnahmen. 34% der genannten Bedingungen beziehen sich auf das Umfeld des/der Sterbenden. Hier geht es um die räumlichen und atmosphärischen Anforderungen. Die meisten Befragten wünschen sich Einzelzimmer (25), viele spezielle Sterbezimmer (15) und einige ersehnen nur gute Räumlichkeiten (8). Hier macht sich bemerkbar, dass keine der Stationen über Einzelzimmer verfügt, dass nur eine durchgängig Zweibettzimmer hat und die anderen es teilweise nicht vermeiden können, dass PatientInnen gelegentlich in einem 4-5-Bettensaal versterben. Die Zimmer sollen eine warme Atmosphäre (enttechnisiert, evtl. Schlafsessel für Angehörige) haben (10) und ruhig (21) sein, so dass Sterbende und Angehörige abgeschirmt sind vom Stationslärm. Die meisten (41) möchten, dass Angehörige jederzeit die Möglichkeit haben anwesend zu sein, um den/die SterbendeN zu begleiten. Einige (5) wünschen sich eine Zusammenar-beit mit ihnen. Die Wichtigkeit des Faktors Zeit für die Sterbebegleitung zeigen 31 Nennungen (16%). Die Oberkategorie Professionalisierung (9%) umfasst viele Bereiche. Einige Pflegekräfte (9) drücken ihren konkreten Wunsch nach Fortbildun-gen oder Supervision aus, andere (3) möchten generell mehr Professionalität und Erfahrung beim Personal. Professionelles Handeln der ÄrztInnen durch klare Thera-pieentscheidungen (5) und Einbeziehung der Pflegekräfte (1) werden ebenfalls unter diese Kategorie gefasst. Es wird vorgeschlagen, die begleitenden Pflegekräfte durch logistische Maßnahmen zu entlasten. Dies könnte durch die Einrichtung eines Bereitschaftsdienstes sowohl für die Pflege (2) als auch für geistlichen Beistand (2) geschehen. Hinzu kommen Wünsche nach einer Ethikkommission (1), einem Pflege-standard Sterbebegleitung (1) und rechtlicher Beratung (1). Eine gute Koordination und Kommunikation im gesamten therapeutischen Team (20) und mit PatientInnen und Angehörigen (3) sehen viele als notwendige Bedingung an. Vielfach (15) besteht die Vorstellung, durch genügend Personal die Bedingungen für End-of-life Care zu verbessern. Aber auch eine positive Einstellung, Einsatzwille und Sensibilität (6), Bezug zum Patienten (3), ein unverkrampfter Umgang mit dem Tod (2). Humanität (1) und Umdenken (1) werden als Voraussetzungen genannt. Schließlich kommen noch verschiedene Maßnahmen (9) wie individuelle pflegerische und ärztliche Betreuung (6), Analgesierung und Sedierung (3) zur Sprache.

Die Frage nach den persönlich besonders wichtigen Anliegen bei der Sterbebegleitung beantworten etwas weniger TeilnehmerInnen (64), und sie fallen auch kürzer aus. Zur

Auswertung wurden dieselben Kategorien angelegt wie bei der Vorgängerfrage. Im Wesentlichen werden ähnliche Aussagen gemacht, die Verteilung ist jedoch etwas anders. Gleich nach dem Umfeld – wo hier Ruhe vornehmlich genannt wird – folgen Maßnahmen wie patientInnenorientierte Pflege (11), das Minimieren von Stressfaktoren (Schmerzen, Lärm) (11) und PatientInnen nicht allein sterben lassen (5).

Eine Gegenüberstellung der Oberkategorien dieser beiden Fragen zeigt Abbildung 10. Eine etwas feinere Aufteilung auf die wichtigsten Kategorien und jetzt nicht mehr auf die Anzahl der Nennungen sondern auf die der AntwortgeberInnen bezogen zeigt Abbildung 11. Durch diesen engeren Focus zeigt sich deutlicher, dass Zeit der meist genannte Faktor bei den besonders wichtigen Bedingungen ist.

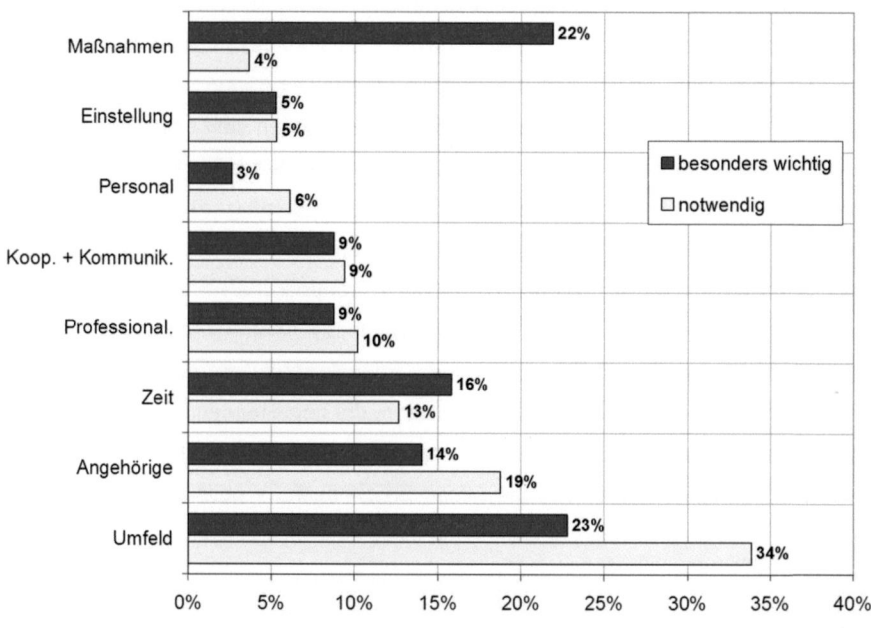

Abbildung 10 Häufigkeitsverteilungen der Oberkategorien für notwendige und besonders wichtige Bedingungen für optimale Sterbebegleitung

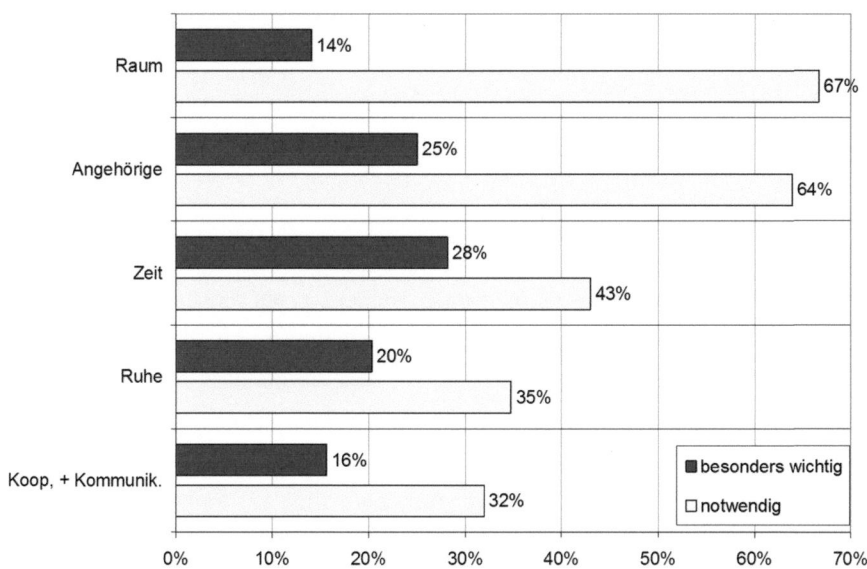

Abbildung 11: Häufigkeitsverteilungen der meist genannten Hauptkategorien für notwendige und besonders wichtige Bedingungen für optimale Sterbebegleitung

Einige Aussagen, die von den Pflegekräften an dieser Stelle gemacht wurden, werden hier exemplarisch wiedergegeben:

„Background durch Kollegen; Background durch Ärzte; mehr Handlungsfreiheit; ZEIT"

„Dass die Wünsche des Pat. (sofern er diese äußern kann) erfüllt werden; - dass der Patient nicht allein stirbt und jemand "Nahes" anwesend ist."

„Anwesenheit von Angehörigen. Ruhe und Zeit. Eigene Ausgeglichenheit. Gespräche."

„Jeder respektiert das Verhalten des anderen und hat ein offenes Ohr, Ruhe und Zeit bei der Sterbebegleitung."

„Angehörige mit einbeziehen; - klare Linie von den Ärzten."

„Dass ich als Begleiter auch einen Begleiter habe; - es in Erfahrung zu bringen (durch Angehörige oder Patientenverfügung), wie der Pat. sich vielleicht sein Sterben vorgestellt hat."

„Aufklärung und Information; Hilflosigkeit der Angehörigen erkennen und Gesprächsmöglichkeit bieten können; - Zeit und Ruhe."

„Individuell jemanden begleiten, ihn dort abholen und einen Weg mit jemandem gehen; - Schmerz, Angst, Hektik, Stress vermeiden."

93

„Mit einem guten Gefühl nach Hause gehen + alles Notwendige + Wichtige getan haben."

„Kleine Zimmer für Pat.; Anwesenheit der Angehörigen; - wenn ich persönlich den Pat. nicht betreuen möchte, dass ihn einE KollegIn übernimmt."

8.1.7. Einschätzung des Ist-Zustandes

76 Pflegekräfte antworteten auf die Frage „Halten Sie auf Ihrer Station Ihre oben genannten Bedingungen für eine optimale Sterbebegleitung für erfüllt?" Davon votierten 2 mit ja, 18 mit eher ja, 35 mit eher nein, 16 mit nein und 5 machten ihr Kreuz genau in die Mitte zwischen eher ja und eher nein. Gut zwei Drittel der Antwortenden halten somit die auf ihrer Station herrschenden Bedingungen für eine optimale Sterbebegleitung für nicht bzw. wenig geeignet (s. Abb. 12). Ihre Meinung erläutert haben leider nur 56 Personen. Die räumlichen Voraussetzungen (19) sind das hervorragende Argument. Auch Stress und Zeitdruck (18) spielen hier wieder eine wichtige Rolle. 8 Pflegekräfte bemängeln die ärztliche Entscheidungsfähigkeit bzw. fehlende Einigkeit. 7 MitarbeiterInnen heben die wechselnden Bedingungen (Arbeitsanfall, Belegung, Besetzung) hervor. Die häufige Unruhe wird von 6 TeilnehmerInnen moniert. Als Begründung für positive Voten wurde 4-mal angeführt, dass Pflegekräfte einsatzbereit sind bzw. sich Zeit für die Sterbebegleitung nehmen.

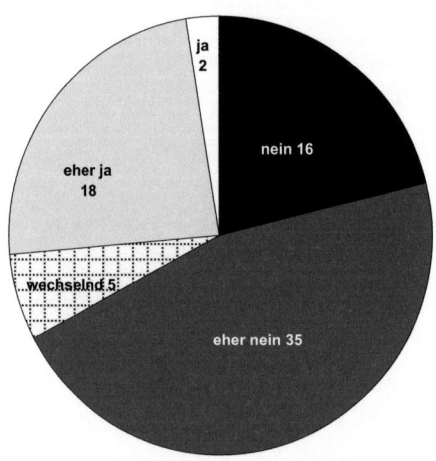

Abbildung 12: „Halten Sie auf Ihrer Station Ihre oben genannten Bedingungen für eine optimale Sterbebegleitung für erfüllt?"

In welchen Bereichen liegen nun die Ursachen für die be- und entlastenden Momente? Sie liegen entweder in der Organisation oder auch bei den Ärzten oder dem Pflegepersonal selbst. Der größte Einfluss wird dabei der Organisation zugesprochen. Fast 80% der TeilnehmerInnen gaben Erläuterungen, die diesen Bereich betreffen. Dazu zählen 39 belastende (wie z.B. Räumlichkeiten, Stress) und nur 4 entlastende Aspekte. Entlastende Momente werden insgesamt nur 15 genannt, davon liegen 7 im Pflegebereich. Abbildung 13 zeigt, die Verteilung auf die Bereiche.

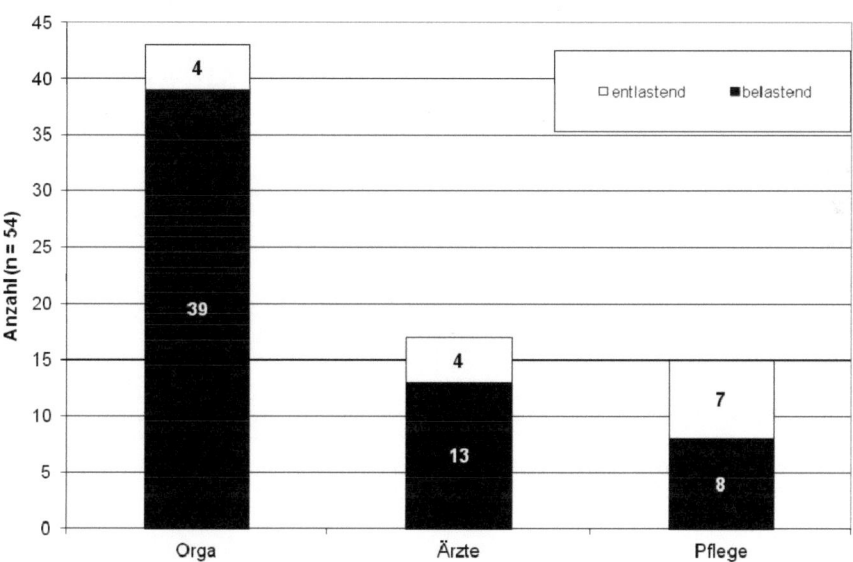

Abbildung 13: Ursächliche Bereiche für die Einschätzung des Ist-Zustandes

8.1.8. Gegenüberstellung Zufriedenheit und Unzufriedenheit mit der Sterbebegleitung

Um einen Vergleich zwischen den Falldarstellungen „mit der Sterbebegleitung zufrieden" (Fragekomplex 3 max. 59 Antworten) und „mit der Sterbebegleitung unzufrieden" (Fragekomplex 4 max. 53 Antworten) herzustellen, werden die jeweiligen Häufigkeiten der einzelnen Antworten (z.B. Frage 3.1 vs. Frage 4.1) zueinander mittels Kreuztabellen in Beziehung gesetzt. p gibt die Wahrscheinlichkeit an, mit der der Unterschied rein zufällig ist. Bei den ersten fünf Fragen zur Situationsschilderung von Sterbebegleitung sehen die Antworten folgendermaßen aus (Tab. 2).

Tabelle 2: Vergleich zufrieden vs. unzufrieden in den Situationen der Sterbebegleitung, Antworten 1 bis 5 (Situation)

Frage	Mit der Situation	Antwort			P
		ja	nein	weiß nicht	
1. Liegt diese Situation ca. innerhalb der letzten 3 Monate?	zufrieden	29	30		0,834
	unzufrieden	25	28		
2. Verstarb der Patient unerwartet?	zufrieden	11	48		0,324
	unzufrieden	14	39		
3. Verstarb der Patient ca. innerhalb der ersten drei Stunden auf der Intensivstation (z.B. im Rea-Raum)?	zufrieden	4	54		0,058
	unzufrieden	10	43		
4. War der Patient im Laufe des Aufenthalts auf der Intensivstation ansprechbar?	zufrieden	26	29	3	0,291
	unzufrieden	21	31	0	
5. War der Patient direkt vor seinem Tod ansprechbar?	zufrieden	6	50		0,470
	unzufrieden	8	44		

Weder ob die Situation innerhalb der letzten 3 Monate lag noch ob der/die PatientIn im Laufe des Aufenthalts ansprechbar war, ist ausschlaggebend für eine befriedigende Sterbebegleitung. Die Verteilung auf die 4 Felder zufrieden/unzufrieden und ja/nein ist hier nahezu gleich bzw. ähnlich. Bei den Fragen „Verstarb der Patient unerwartet?" und „War der Patient direkt vor seinem Tod ansprechbar?" gibt es zwar deutlich mehr Nein-Antworten, hinsichtlich der Zufriedenheit zeigen sich aber kaum Unterschiede. Lediglich die Antworten auf die Frage „Verstarb der Patient ca. innerhalb der ersten drei Stunden auf der Intensivstation (z.B. im Rea-Raum)?" zeigen eine auffällige – wenn auch noch nicht signifikante - Verteilung. Bei den mit der Situation unzufriedenen Pflegekräften verstarb der/die PatientIn mehr als doppelt so häufig innerhalb der ersten drei Stunden (p = 0,058).

Die nächsten drei Fragen beziehen sich auf den Informationsfluss zwischen der ärztlich/pflegerischen Seite und den PatientInnen sowie deren Angehörigen (s. Abb. 14). Welcher Zusammenhang besteht zwischen der Zufriedenheit bzw. Unzufriedenheit der Pflegekräfte mit der Sterbebegleitung und der Tatsache, ob den Betroffenen jeweils die Prognose bekannt ist oder nicht? Es stellt sich heraus, dass bei den nicht zufrieden stellenden Sterbebegleitungen in gut der Hälfte der Fälle die PatientInnen nicht über ihre Prognose informiert waren. Bei den zufriedenen MitarbeiterInnen hingegen ist der Anteil unaufgeklärter PatientInnen nur etwa halb so groß (27%) (p = 0,032).

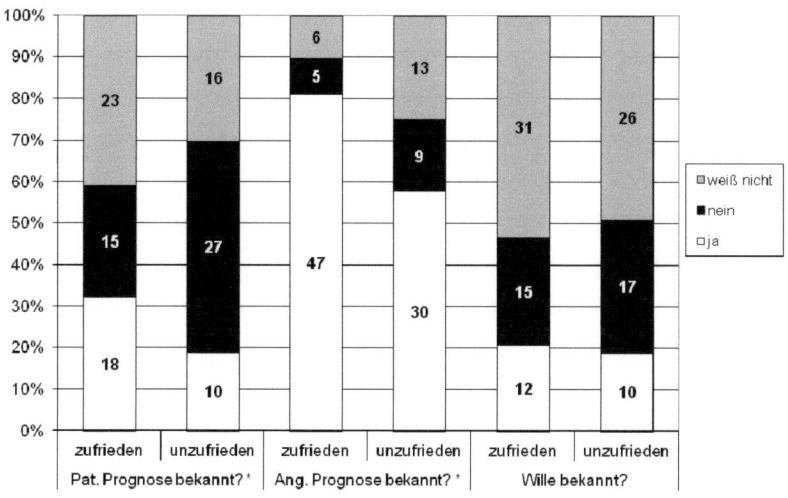

Abbildung 14: Vergleich zufrieden vs. unzufrieden in den Situationen der Sterbebegleitung bezogen auf den Informationsfluss

Sehr viel häufiger als die PatientInnen selbst scheinen die Angehörigen in beiden Gruppen über die Prognose informiert zu sein. Die entsprechende Frage bejahten bei den zufriedenen Pflegenden 80 %, während es bei den unzufriedenen nur 58% waren. Dies Ergebnis ist mit p = 0,028 ebenfalls signifikant.

Diese Resultate lassen darauf schließen, dass es zur Zufriedenheit von Pflegekräften beiträgt, wenn PatientInnen und deren Angehörigen über die Prognose der Erkrankung informiert sind.

Etwa die Hälfte sowohl der mit der Sterbebegleitung zufriedenen als auch der unzufriedenen Pflegekräfte konnte nicht sagen, ob der Wille des Patienten bekannt war. Auch die Verteilung der Ja- und Nein-Antworten ist ähnlich, so dass sich kein Zusammenhang ableiten lässt.

Aufgrund dieser vielen „weiß nicht" Angaben konnten nur wenige Pflegekräfte (8 für die zufrieden stellende und 9 für die nicht zufrieden stellende Situation) beantworten, in welche Richtung der Patientenwille zielte. Das Ergebnis zeigt eine deutliche, aber nicht signifikante Differenz (*p = 0,088*) zwischen den jeweiligen Angaben auf die Frage „Was wollte der Patient?". Die „Unzufriedenen" gaben in 8 von 9 Fällen an, dass der/die PatientIn keine Maximaltherapie wünschte, bei den „Zufriedenen" waren es nur 3 von 8. Auffällig ist auch, dass die Kategorie „noch jemanden sehen, dann sterben" nur in der zufrieden stellenden Situation auftaucht. Dies ist ein Indiz dafür, dass das Thema „Abschied nehmen können" auch eine wichtige Rolle für das Wohl der Pflegenden spielt.

Dementsprechend gering ist die Anzahl von Bejahungen bzw. Verneinungen auf die Frage „Wurde nach seinem Willen gehandelt?". Diejenigen, die mit der Sterbebegleitung unzufrieden waren, verneinen sie häufiger und bejahen sie seltener als die Zufriedenen ($p = 0,257$). Bei der Frage „Wurde die Entscheidung bezüglich Therapie bzw. Therapieverzicht konsequent eingehalten?" sinkt die Anzahl der Unentschieden auf 10 bzw. 11 und die Unterschiede fallen deutlicher ($p = 0,006$) aus. In den Situationen, in denen die Pflegekräfte mit der Sterbebegleitung unzufrieden waren, sind nahezu die Hälfte (22) der Meinung, dass die Therapie inkonsequent war. Im anderen Fall denkt dies nur ein gutes Fünftel (11). Beide Fragen sind zusammen in Abbildung 15 dargestellt.

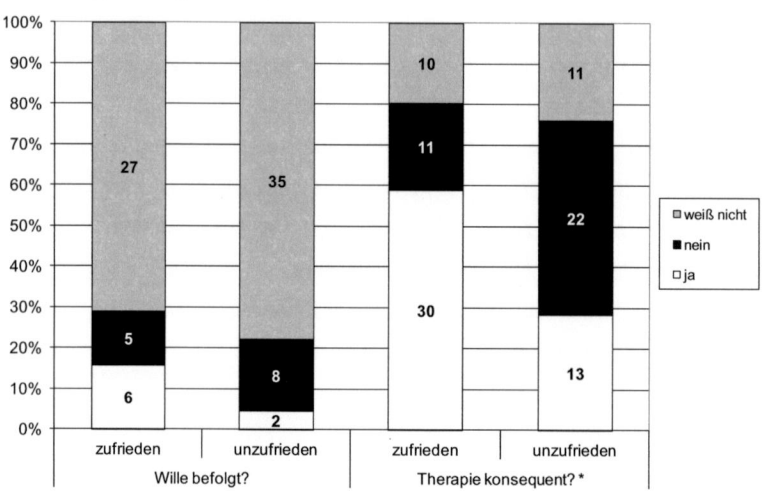

Abbildung 15: Vergleich zufrieden vs. unzufrieden in den Situationen der Sterbebegleitung, bzgl. Therapie

Die Antworten auf die Frage „Wenn ärztlicherseits die Therapie eingestellt wurde, was für Auswirkungen hatte das auf Ihre Pflege?", sind schwierig zu kategorisieren, da sowohl die Umstände (z.B. Dauer bis Eintritt des Todes) als auch die Bedeutung der Aussagen (z.B. „Beschränkung auf das Wesentliche") sehr unterschiedlich sein können. Die meist genannte Antwort „keine" weist z.B. vor dem Hintergrund, dass der Tod in wenigen Minuten eintrat, in eine ganz andere Richtung als in dem Kontext einer längeren Liegedauer. Ein Beispiel hierfür:

„In diesem Fall wurde die Therapie eingestellt (sämtliche Perfusoren aus) ohne mich zu informieren. Der Patient starb dann sehr schnell."

98

Da die Hintergründe und Zusammenhänge aus den meisten Schilderungen aber nicht klar hervorgehen, sind die Ergebnisse hier mit großer Vorsicht zu betrachten. Es fällt auf, dass diese Frage, die sich ja nur auf Situationen bezieht, in denen die Therapie eingestellt wurde, von den „Zufriedenen" fast doppelt so häufig (31 vs. 16) beantwortet wurde wie von den „Unzufriedenen". Daraus lässt sich schließen, dass in den Situationen, in denen die Pflegekräfte mit der Sterbebegleitung zufrieden waren, die Therapie häufiger eingestellt wurde. Die Verteilung auf die Antwortkategorien zeigt Tabelle 3.

Tabelle 3: Vergleich zufrieden vs. unzufrieden in den Situationen der Sterbebegleitung, bzgl. der Frage: Was für Auswirkungen hatte das auf Ihre Pflege?

| Antwortkategorien | Mit der Situation | | | |
| | zufrieden | | unzufrieden | |
	Anzahl	Prozent	Anzahl	Prozent
keine	16	52%	10	63%
Beschränkung auf das Wesentliche	8	26%	4	25%
Fokus auf Angehörigenbetreuung	3	10%	0	0%
da sein für Pat. und Angehörige	4	13%	1	6%
Pflege gestoppt	0		1	6%
Gesamt	31	100%	16	100%

In den nächsten vier Fragen geht es um die direkte Sterbesituation. Bei der Gegenüberstellung der Antworten aus den Abschnitten zufriedenen stellende und nicht zufriedenen stellende Sterbebegleitung fällt auf, dass bei Ersteren es häufiger zutraf, dass die befragte Pflegekraft selbst (83% vs. 68%), Angehörige (55% vs. 25%, p=0,002) oder Freunde (21% vs. 8%) zum Sterbezeitpunkt am Bett des/der PatientIn waren. Entgegengesetzt und auch signifikant ist das Verhältnis (45% vs. 66%, p = 0,025) bei der Frage „War anderes Pflegepersonal dort?". Das herausragende Ergebnis im Vergleich dieser Fragekomplexe zeigt sich bei der Frage „Hatten Sie Ihrer Meinung nach genügend Zeit für den Patienten in seiner Sterbephase?". Hier meinten 74% der Pflegekräfte in der zufrieden stellenden und nur 22% in der nicht zufrieden stellenden Situation genügend Zeit gehabt zu haben (p < 0,0000001). Die signifikanten Ergebnisse zeigt Abbildung 16.

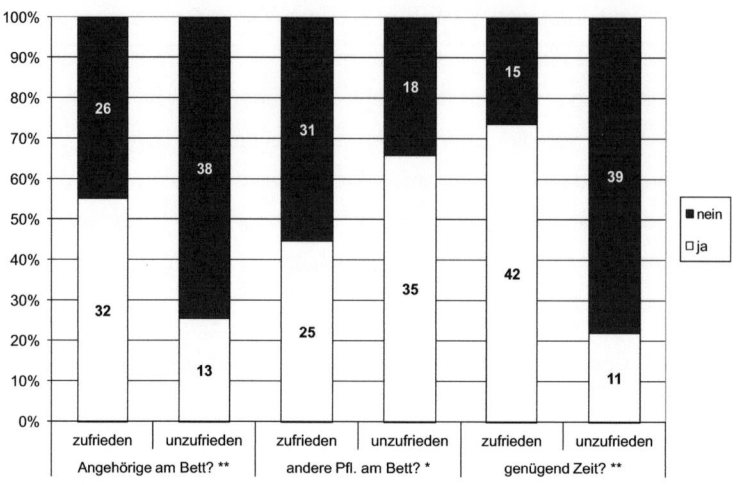

Abbildung 16: Vergleich zufrieden vs. unzufrieden in der Situationen der Sterbebegleitung, signifikante Antworten bzgl. Sterbezeitpunkt

Bei der Frage „Wie viele Tage haben Sie den Patienten insgesamt betreut?", fällt auf, dass bei den nicht zufrieden stellenden Sterbesituationen 2 MitarbeiterInnen „0 Tage" angegeben haben. Wie auch aus den Begründungen für das Ausmaß der Belastung hervorgeht, sind nicht sie selbst die jeweils betreuende Pflegekraft sondern einE KollegIn, mit deren/dessen Sterbebegleitung sie hadern. Weitere Unterschiede bezüglich der Betreuungszeit sind kaum auszumachen. Die maximale individuelle Pflegedauer liegt bei 30 Tagen, der Mittelwert liegt bei 4 und der Median bei 2 Tagen. Die jeweiligen Angaben werden in Abbildung 17 verdeutlicht.

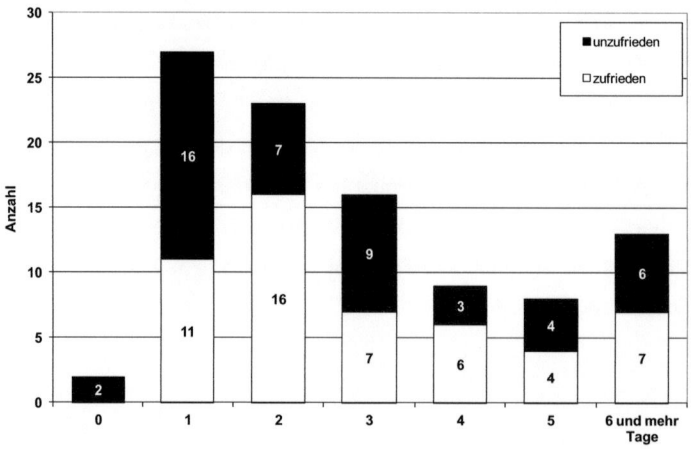

Abbildung 17: Vergleich zufrieden vs. unzufrieden in den Situationen der Sterbebegleitung, signifikante Antworten bzgl. Betreuungszeit

Bei den Antworten auf die Frage „Wie belastend war die Situation für Sie?", treten hoch signifikante Differenzen in der Häufigkeitsverteilung zwischen den beiden Gruppen auf (p = 0,001). Annähernd die Hälfte der Unzufriedenen fühlt sich „stark belastet". Das sind fast 4-mal so viele wie in der anderen Gruppe. Ähnlich groß ist der Anteil der Zufriedenen, die sich „gar nicht bis gering belastet" fühlen. Die „mittel Belasteten" finden sich häufiger in der Gruppe der Zufriedenen und haben dort einen Anteil von annähernd 40%. Diese Ergebnisse zeigen, dass die vom Ablauf enttäuschten Krankenschwestern und -pfleger sich auch mehr belastet fühlen. Abbildung 18 illustriert dies.

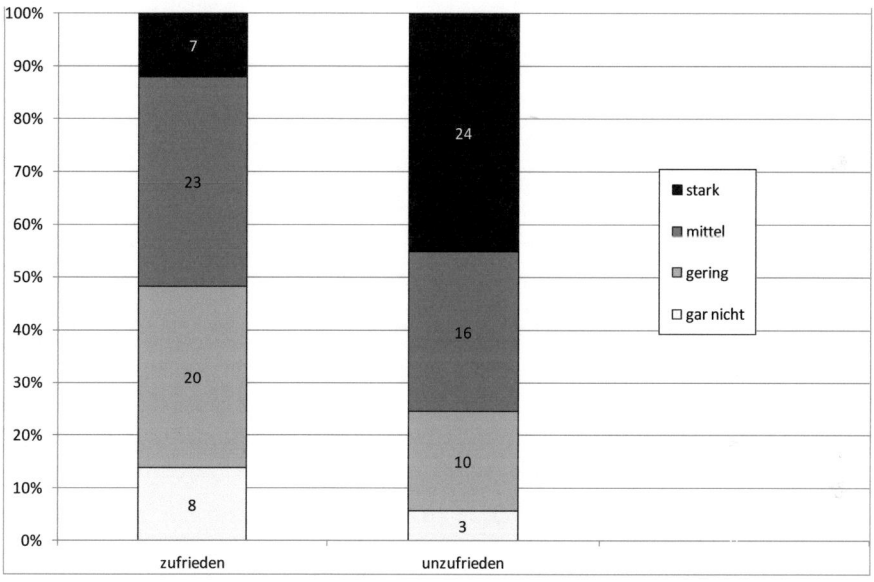

Abbildung 18: Vergleich zufrieden vs. unzufrieden in den Situationen der Sterbebegleitung, Frage: „Wie belastend war die Situation für Sie?"

Leider erläuterten nicht alle TeilnehmerInnen, die den Grad ihrer Belastung angegeben hatten, ihre Gründe hierfür in der darauf folgenden Frage, sondern lediglich 50 in der zufrieden stellenden und 46 in der nicht zufrieden stellenden Sterbebegleitung. Trotz der recht unterschiedlichen Angaben lassen sich einige gemeinsame Kategorien finden. Zunächst werden 29 Belastungsfaktoren und 14 Entlastungsfaktoren identifiziert. Manche lassen sich nur in einem Bereich (zufrieden oder unzufrieden) finden. In der nicht zufrieden stellenden Sterbebegleitsituation werden mehr Belastungsfaktoren (21 vs. 18) und weniger Entlastungsfaktoren (5 vs. 13) genannt.

Der Fokus der Belastung während der befriedigenden Sterbebegleitung liegt auf dem Umgang mit der/dem PatientIn und deren/dessen Angehörigen (Angehörigenbetreuung, Reaktionen der Angehörigen, Empathie für PatientIn, PatientIn gut kontaktierbar). Dagegen steht bei der unzulänglichen Sterbebegleitung die Belastung durch die Therapie und die Situation (unverständliche Therapie, PatatientIn allein gelassen, chaotische Situation, mangelnde Kooperation und Kommunikation mit Arzt/Ärztin) im Vordergrund. Die Merkmale „jung" und „unerwartet" haben in beiden Situationen etwa denselben hohen Stellenwert. Die jeweils 5 häufigsten Nennungen zeigt Tabelle 4.

Tabelle 4: Vergleich zufrieden vs. unzufrieden in den Situationen der Sterbebegleitung, Gründe für das Ausmaß der Belastung, wichtigste Belastungsfaktoren.

| Belastungsfaktoren | Mit der Situation | | | |
| | zufrieden (n=50) | | unzufrieden (n=46) | |
	Anzahl	Prozent	Anzahl	Prozent
unverständliche Therapie	0		9	20%
Angehörigenbetreuung	7	14%	0	
jung	7	14%	5	11%
unerwartet	6	12%	5	11%
Empathie für Pat. / Angeh.	6	12%	3	7%
Pat. allein gelassen	0		5	11%
Reaktionen der Angehörigen	5	10%	2	4%
chaotische Situation	0		4	9%

Eine „schlechte Prognose" und „Routine im Umgang mit Sterbenden" sind generelle Entlastungsfaktoren. „Keine Beziehung zum/zur PatientIn" erscheint nur bei der nicht zufrieden stellenden Sterbebegleitung, während die mehrfach genannten Merkmale „alt", „humanes Sterben" und „Angehörige am Bett" nur auf Patienten im Bereich der positiven Erfahrung mit Sterbebegleitung zutreffen. Da es hier insgesamt nur wenige Nennungen gibt, diese aber vielleicht im Sinne von Ressourcenstärkung eine wichtige Rolle spielen könnten, sind sie in Tabelle 5 alle aufgeführt.

Tabelle 5: Vergleich zufrieden vs. unzufrieden in den Situationen der Sterbebegleitung, Gründe für das Ausmaß der Belastung, Entlastungsfaktoren.

| Entlastungsfaktoren | Mit der Situation | | | |
| | Zufrieden (n=50) | | Unzufrieden (n=46) | |
	Anzahl	Prozent	Anzahl	Prozent
Prognose schlecht	8	16%	2	4%
alt	5	10%		
keine Beziehung zum Patienten	0		4	9%
humanes Sterben	4	8%	0	
Routine, Sterben gehört zum Leben	3	6%	2	4%
Angehörige am Bett	3	6%	0	
Fähigkeit des Pat. Loslassen zu können	2	4%	1	2%
Distanz wahren	2	4%		
Ende des Leidens	1	2%	2	4%
Sterbebegleitung erleichtert den Abschied von PatientInnen	1	2%	0	
Ruhe und Zeit vorhanden	1	2%	0	
gute Kooperation und Kommunikation mit Angehörigen	1	2%	0	
kurze Leidensphase	1	2%	0	
gute Unterstützung von Kollegen	1	2%	0	

8.2. Analytisch

Zur Hypothesenprüfung musste eine spezielle Analyse-Datei gebildet werden. Dies war erforderlich, da die abhängige Variable „Grad der Belastung" doppelt abgefragt wurde, nämlich erstens für den Fall, in dem die befragte Pflegekraft mit der Sterbe begleitung zufrieden und zweitens in dem sie unzufrieden war. Daher kann nur jeweils einer der beiden Fälle in die analytische Auswertung einbezogen werden. Da die Darstellungen der nicht zufrieden stellenden Sterbebegleitsituationen meist höhere Belastungen aufweisen und daher eine stärkere Aussagekraft vermuten lassen, wurden zunächst die Datensätze ausgewählt, in denen dieser Bereich (Fragekomplex 4) ausgefüllt war. Dabei wurde der Fragekomplex 3 (zufrieden stellende Situation) entfernt. Allerdings gibt es einen Datensatz, in dem die Pflege-kraft im Fragekomplex 4 eine Sterbebegleitung schildert, die einE KollegIn durchge-führt hat, während sie in Fragekomplex 3 selbst handelte. In diesem, wie auch in allen Fällen, wo es nur Angaben zu Fragekomplex 3 gibt, wurden diese Schilderungen übernommen und die Variablen aus dem Fragebereich 4 gestrichen. Die Datensätze der 12 TeilnehmerInnen, die keinerlei Situationen der Sterbebegleitung geschildert hatten, mussten komplett entfernt werden. Somit verbleiben 73 Datensätze, von denen 21 Fragekomplex 3 und 52 Fragekomplex 4 beinhalten. Der Zusammenhang zwischen Belastung und den für die jeweilige These spezifischen unabhängigen Variablen wird zunächst einzeln mittels Kreuztabellen getestet. Die Wahrscheinlichkeit wird in diesen Fällen *kursiv* dargestellt. Anschließend erfolgt eine Prüfung der Zielvariablen in einem gemeinsamen Modell aus der These zugeordneten unabhängigen Variablen mittels logistischer Regression. Dazu muss die ordinale abhängige Variable „Belastung" dichotomisiert werden. Da das Interesse vor allem den „stark Belasteten" gilt, werden diese allen anderen („gar nicht bis mittel Belasteten") gegenübergestellt.

8.2.1. Hypothese I: Wenn Pflegkräfte genügend Zeit für die Sterbebegleitung haben, ist die Situation nicht so belastend.

Wie in Abbildung 19 gezeigt wird, sind Pflegekräfte, die ihrer Meinung nach in der Sterbephase nicht genügend Zeit für den/die PatientIn hatten, zum deutlich größeren Teil „stark und mittel belastet" als die nicht zeitlich gestressten MitarbeiterInnen. Beim „unerwarteten Todeseintritt" fühlen sich annähernd 60% der Befragten „stark belastet", fast doppelt so viele wie bei einem absehbaren Todesfall. Doch das Signifikanzniveau wird in den beiden Gegenüberstellungen für „genügend Zeit in der Sterbephase" (p = 0,055) und für „unerwarteter Todeseintritt" (p = 0,103) (knapp) verfehlt.

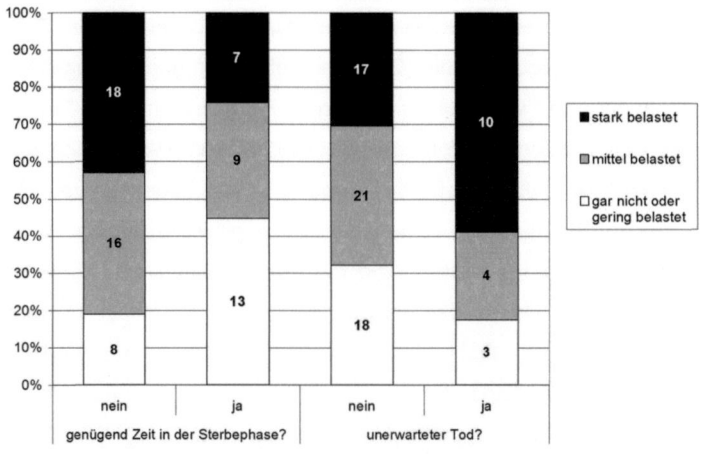

Abbildung 19: Einzelzusammenhang Belastung / genügend Zeit für Sterbebegleitung

Das Gesamtmodell zur Prüfung der These 1 mittels logistischer Regression zeigt sich mit p = 0,032 als signifikant. Die Variable „genügend Zeit in der Sterbephase" rückt hier allerdings mit p = 0,219 in den Hintergrund, während „unerwarteter Todeseintritt" mit p = 0,044 hervortritt. Ein unerwarteter Todeseintritt belastet die Pflegekräfte demnach mehr als dreimal so stark, als wenn das Ereignis nicht überraschend kommt. Diese Ergebnisse, die in Tabelle 6 aufgeführt sind, sprechen für die Gültigkeit der ersten These.

Tabelle 6: Gesamtzusammenhang Belastung / genügend Zeit für Sterbebegleitung

Variable (n = 71)	p	R	Exp (B)
genügend Zeit in der Sterbephase für PatientIn?	0,219	0,000	0,506
unerwarteter Tod?	0,044	0,149	3,281
(Konstante)	0,075		
Gesamtmodell	**0,032**		

8.2.2. Hypothese II: Je eindeutiger und umfangreicher die Information und Kommunikation zwischen ÄrztInnen, Pflegenden und PatientInnen und/oder deren Angehörigen ist, desto weniger belastend ist die Sterbebegleitung

Zunächst wird die Beziehung zwischen Ausmaß der Belastung und Information von bzw. über den/die PatienIn geprüft. Es zeigen sich bei der Frage „War der Patient im Laufe des Aufenthalts auf der Intensivstation ansprechbar?" kaum Belastungsunterschiede zwischen denjenigen, die mit ja und denen, die mit nein geantwortet haben. Zudem ist die Verteilung auf alle Belastungsstärken relativ gleichmäßig. Anders stellt sich die von nur 38 Pflegekräften mit „ja" oder „nein" beantwortete Frage dar, ob der Wille des/der PatientIn bekannt war. Hier liegt in den Fällen, wo der Wille der/der PatientIn nicht bekannt war, der Anteil der „stark Belasteten" bei 50%, der der anderen Gruppe nur bei 38%. Ein Signifikanzniveau wird jedoch nicht erreicht.

Der zweite Teil der These bezieht sich auf Informationen/Aufklärung vom Arzt mit den Items, ob PatientIn bzw. Angehörige über die gesundheitliche Prognose aufgeklärt waren. Die Beziehung zwischen Belastung und diesen Punkten ist in Abbildung 20 aufgeführt. Unter den Pflegekräften, die Patienten betreuten, die oder deren Angehörige nicht über die Prognose informiert waren, ist der Anteil der „stark belasteten" größer. Da viele Befragte mit „weiß nicht" antworteten, sind die Fallzahlen niedrig und der „Exakte Test nach Fisher" zeigt keine Signifikanz (p = 0,308).

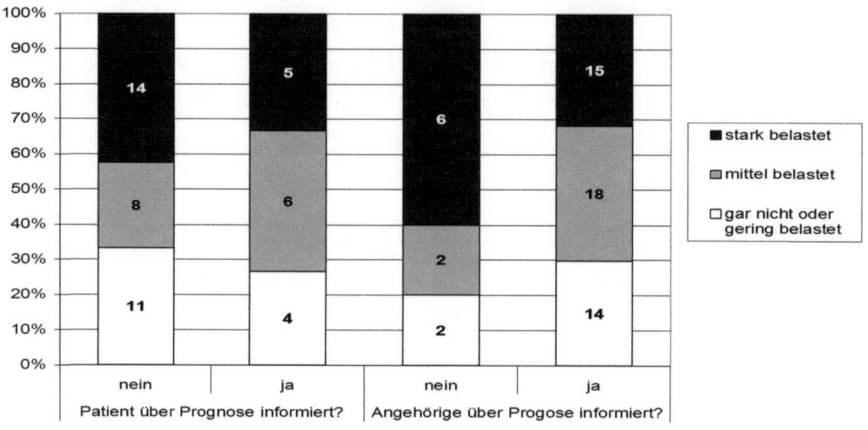

Abbildung 20: Einzelzusammenhang Belastung / Informationen /Aufklärung vom Arzt

Abschließend werden die vier unabhängigen Variablen dieser These in einer logistischen Regression zur Belastung in Beziehung gesetzt. Aufgrund der teilweise fehlenden Angaben können in das Gesamtmodell nur 25 Fälle aufgenommen werden, ein Signifikanzniveau wird so weder insgesamt (p = 0,38) noch einzeln erreicht. These 2 lässt sich dadurch nicht bestätigen.

8.2.3. Hypothese III: Wenn die Entscheidung über Therapie bzw. Therapieverzicht konsequent eingehalten wird und mit dem Patientenwillen übereinstimmt, ist Sterbebegleitung für die Pflegekräfte nicht so belastend

Da 34 Krankenschwestern und –pfleger nicht wussten, ob der Wille des/der Patientin bekannt war und 22 die Frage verneinten, konnten diese auch keine Aussage über das Befolgen machen. Daher ist die Fallzahl für die Frage „Wurde nach seinem Willen gehandelt?" mit 15 sehr niedrig und die Unterschiede sind nicht signifikant (p = 0,674). Bei dem Item „Therapie bzw. Therapieverzicht konsequent?" gibt es mehr Antworten. Bei denen, die dieser Frage zustimmten, ist die Anzahl der „stark belasteten" Pflegekräfte höher. Aber auch diese Unterschiede sind nicht signifikant (p = 0,522) (s. Abb. 21). Die Prüfung der Gesamthypothese mittels Regression ist aufgrund der sehr kleinen Fallzahlen nicht sinnvoll. Die These kann deshalb nicht bestätigt werden.

106

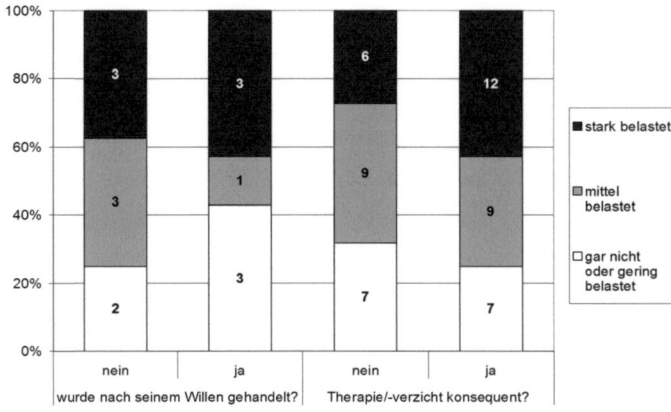

Abbildung 21: Einzelzusammenhang Belastung / Therapieentscheidung

8.2.4. Hypothese IV: Wenn Pflegekräfte Ressourcen nutzen können, ist Sterbebegleitung für sie nicht so belastend

Zunächst steht hier die Unterstützung von außen im Fokus. In der direkten Situation einer Sterbebegleitung betrifft dies anfangs die Frage, ob andere Personen am Sterbebett anwesend waren oder die betreuende Pflegekraft sich allein um den/die SterbendeN gekümmert hat. Hier zeigt sich, dass in den Situationen, in denen keine Angehörigen oder Freunde am Sterbebett waren, der Anteil der „stark belasteten" Krankenschwestern und -pfleger mit 45% deutlich höher liegt. Im umgekehrten Fall geben nur 23% an „stark belastet" zu sein. Diese Abweichung ist allerdings nicht signifikant (p = 0,194). Ob weitere Pflegekräfte anwesend waren oder nicht, scheint sich nicht auf das Ausmaß der Belastung auszuwirken (p = 0,782). In Abbildung 22 wird dies verdeutlicht.

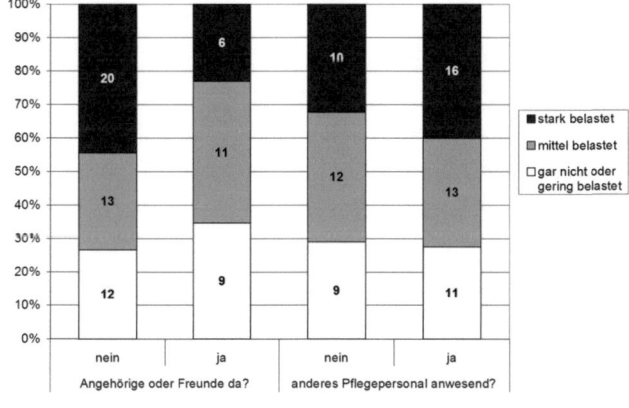

Abbildung 22: Einzelzusammenhang Belastung / personelle Unterstützung

Frage 5 beinhaltet die Möglichkeiten, mittels Supervision und spezifischer Fortbildung Unterstützung bei der Sterbebegleitung auf Intensivstationen zu erhalten. Von den 73 in die Analyse aufgenommenen Befragten hatten nur 16 die Möglichkeit an einer Supervision teilzunehmen und lediglich 5 davon nahmen dieses Angebot wahr. Es fällt auf, dass sich unter den SupervidandInnen keineR findet, die/der sich „gar nicht oder gering belastet" fühlt. Mit dem „exakten Test nach Fisher" lässt sich kein Zusammenhang zwischen Supervisionsteilnahme und Belastung nachweisen (p = 0,368). Fortbildungsinteresse zum Thema zeigen vor allem diejenigen, die sich „mittel" bis „stark belastet" fühlen. Ihr Anteil liegt bei fast 80%, während er bei den Nicht-InteressentInnen nur 48% beträgt. Dieser Unterschied ist signifikant (p = 0,015). Abbildung 23 veranschaulicht die Ergebnisse zu diesem Thesenteil.

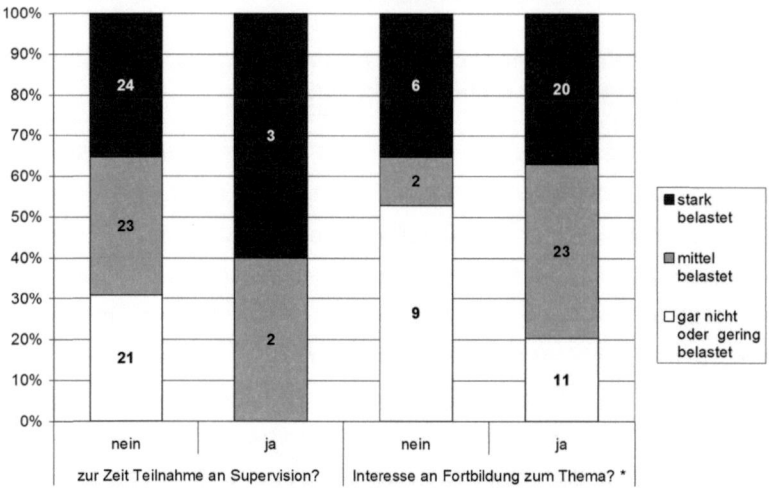

Abbildung 23: Einzelzusammenhang Belastung / Unterstützung durch Supervision und Fortbildung

Ob und inwiefern zwischen der Art und Weise der Verarbeitung von belastenden Sterbesituationen und der Belastungsintensität eine Beziehung besteht, wird im Folgenden geprüft. Um die Zellhäufigkeiten zu vergrößern, werden jeweils die Aussagen „nein" und „eher nein" sowie „eher ja" und „ja" zusammengefasst. Trotzdem liegt die erwartete Häufigkeit vielfach unter 5. Bei allen hier abgefragten Verarbeitungsmöglichkeiten zeigt sich kein Zusammenhang mit dem Belastungsgrad. Dies bezieht sich vor allem auf die Bereiche Verarbeitung im „Gespräch mit ÄrztInnen"(p = 0,99) und im „Gespräch mit PartnerInnen" (p = 0,78). Die TeilnehmerInnen an „Supervision/Balintgruppen" (p = 1,0) sind zu wenige, um Schlüsse zu ziehen. Dagegen nutzt die große Mehrheit das „Gespräch mit KollegInnen" (*p* = *0,44*) und daher fehlen hier die Nein-Sager. Auf die Darstellung dieser Ergebnisse wird daher verzichtet.

Bei der Verarbeitungsmöglichkeit „Gespräch mit FreundInnen" ist von den NutzerInnen ein doppelt so großer Anteil (39% vs. 18%) „gar nicht oder gering belastet" als bei den Pflegekräften, die nicht mit ihren FreundInnen über bedrückende Sterbebegleitfälle sprechen. Diese Verschiebung geht auf Kosten der „mittel Belasteten", bei den „stark Belasteten" zeigt sich hingegen kaum ein Unterschied. Daher wird in diesem Bereich auch das 5%-Signifikanzniveau nicht erreicht (p = 0,098). Einzig die Möglichkeit sich mit angenehmen Dingen abzulenken, weist signifikante Unterschiede (p = 0,005) zwischen den AnwenderInnen und denen, die diesen Weg nicht einschlagen, auf. Während der Anteil der „mittel Belasteten" bei den „Nicht-Ablenkern" am kleinsten ist (~ 15%), ist er bei den „Ablenkern" am größten (~ 55%). Diese Ergebnisse sind in Abbildung 24 dargestellt.

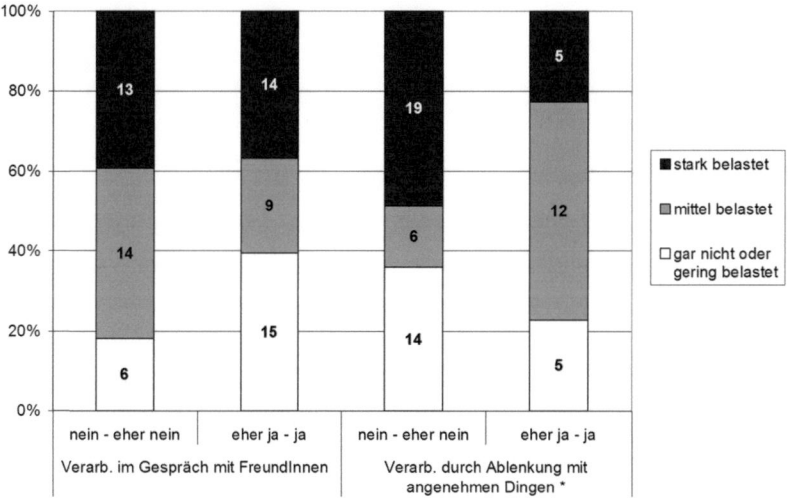

Abbildung 24: Einzelzusammenhang Belastung / Verarbeitungsart

Zur Überprüfung, ob und wie sich ein Beistand von außen auf die Belastung der Pflegekraft auswirkt, werden nun die o.g. Faktoren in einer logistischen Regression zusammengeführt. Um möglichst hohe Fallzahlen zu erhalten, werden dabei die Items mit vielen „missing values" ausgeschlossen (z.B. Verarbeitung mittels „Gespräch mit PartnerIn"). Dieses Modell erweist sich in der Gesamtschau als signifikant (p = 0,038). Außerdem zeigt sich hier auch, dass in Situationen, in denen Angehörige oder Freunde des Sterbenden anwesend sind, Krankenschwestern und -pfleger signifikant weniger belastet sind. Ebenso ist es bei denjenigen Pflegekräften, die sich mit angenehmen Dingen ablenken. Die TeilnehmerInnen an einer Supervision hingegen fühlen sich deutlich mehr belastet. Bei allen anderen Parametern lässt sich kein Zusammenhang mit der Belastungsintensität nachweisen (s. Tab. 7).

Tabelle 7: Gesamtzusammenhang Belastung / Unterstützung von außen

Variable (n = 57)	p	R	Exp (B)
Angehörige oder Freunde da?	0,018	-0,22	0,12
anderes Pflegepersonal zur Sterbezeit anwesend?	0,810	0,00	1,17
zur Zeit Teilnahme an Supervision?	0,022	0,20	31,20
Interesse an Fortbildung zum Thema?	1,000	0,00	1,00
Verarbeitung im Gespräch mit KollegInnen?	0,453	0,00	1,99
Verarbeitung im Gespräch mit ÄrztInnen?	0,962	0,00	1,04
Verarbeitung im Gespräch mit FreundInnen?	0,609	0,00	0,71
Durch Ablenkung mit angenehmen Dingen?	0,022	-0,21	0,17
Konstante	0,985	-0,22	1,02
Gesamtmodell	**0,038**		

Die anderen beiden Verarbeitungsarten „innere Reflexion/Erfahrung" und „mit Hilfe des Glaubens" lassen eher innere Ressourcen erwarten und werden daher gesondert untersucht. Da nur wenige Pflegekräfte angaben, „innere Reflexion/Erfahrung" nicht oder kaum zur Verarbeitung zu nutzen, ergeben sich hier wieder kleine Zellhäufigkeiten. Bei diesen Befragten ist der Anteil der „mittel" und „stark Belasteten" höher als bei den „Reflektierten/Erfahrenen", aber nicht signifikant. Diejenigen, denen ihr Glauben bei der Bewältigung von belastenden Sterbesituationen hilft, scheinen stärker belastet zu sein als diejenigen, bei denen dies nicht der Fall ist. Die Wahrscheinlichkeit, dass dieses Ergebnis rein zufällig ist, liegt aufgrund der kleinen Fallzahl allerdings mit 10,9% nicht im Signifikanzbereich. Siehe hierzu Tabelle 8.

Tabelle 8: Einzelzusammenhang Belastung / Verarbeitungsart (introvertiert)

Verarbeitungsart	Antworten	gar nicht oder gering belastet	mittel belastet	stark belastet	p
innere Reflexion / Erfahrung	nein - eher nein	1	5	6	0,208
	eher ja - ja	19	17	20	
mit Hilfe des Glaubens	nein - eher nein	11	4	10	0,109
	eher ja - ja	4	8	10	

Im weiteren Verlauf wird analysiert, ob ein Zusammenhang zwischen weiteren inneren Ressourcen und Belastung besteht. Hierein fallen vor allem Erfahrungen und Einstellungen.

Erlebnisse mit und Standpunkte zum Thema Organtransplantation können sowohl be- als auch entlasten. Richtet die Pflegekraft bei der Versorgung eines Organspenders den Blick auf den Nutzen für die zukünftigen Organempfänger, so ist sie wahrscheinlich nicht so belastet als wenn sie der Organentnahme bei Hirntoten kritisch gegenübersteht. Da der Besitz eines Organspendeausweises allein nichts über die Spendebereitschaft aussagt, wurden die Einstellungen hierzu aus den Begründungen der Pflegekräfte pro bzw. contra Organspende ermittelt. Ein signifikanter Zusammenhang kann hier bei keinem Item nachgewiesen werden, die Wahrscheinlichkeiten, dass die erzielten Ergebnisse rein zufällig sind, liegen bei diesen Antworten zwischen 30 und 88%. Deshalb wird auf eine Darstellung verzichtet. Trotzdem soll auf zwei Auffälligkeiten hingewiesen werden: Während Krankenschwestern und Pfleger, die keine Erfahrung mit der Betreuung von hirntoten Patienten vor Organentnahme gemacht haben, sich hauptsächlich „mittel belastet" fühlen, tendiert dies bei den damit Erfahrenen zu den Randbereichen und hier vor allem in Richtung „stark belastet". Bei den Besitzern eines Organspendeausweises ist der Anteil der „gar nicht bis gering Belasteten" größer und der der „stark Belasteten" kleiner als bei denen, die keinen Spendeausweis haben.

Weisen die individuellen Gründe, die für die Arbeit auf der Intensivstation angeführt werden, eine Beziehung zum Grad der Belastung bei der Sterbebegleitung auf? Hier divergieren die Antworten insgesamt recht wenig, was dafür sprechen könnte, dass Intensivstationen ein hohes Identifikationspotential besitzen. Zwei Motivationsgründe sollen jedoch kurz genauer angeschaut werden, da sich hier bei einer größeren Stichprobe vielleicht doch eine deutlichere Beziehung zwischen ihnen und dem Belastungsgrad ergeben hätte. Unter den Pflegekräften, die „Menschenleben retten" als eine Begründung für ihre Arbeit auf der Intensivstation überwiegend bejahen, ist der Anteil der „gar nicht bis gering Belasteten" kleiner (~ 25% vs. ~ 42%) als bei denjenigen, die das vornehmlich verneinen. Diese Disbalance gleicht sich im „mittel belasteten" Bereich weitestgehend aus, so dass der Anteil der „stark Belasteten" in beiden Gruppen ähnlich groß ist. Anders sieht dies bei dem Argument „Umgang mit viel Technik" aus. Hier liegt der Unterschied hauptsächlich bei den „stark Belasteten". Ihr Anteil ist bei den von Technik motivierten nur ca. halb so groß (28% vs. 52%) als bei denjenigen, bei denen das nicht der Fall ist. Aber auch bei den „gar nicht bis gering Belasteten" finden sich mehr Pflegekräfte, für die Technik eine Motivation darstellt. Leider zeigen sich bei denjenigen, die ihr nettes Team schätzen, keine Entlastungseffekte, sondern eher das Gegenteil. Alle anderen Erklärungen für die Arbeit auf einer Intensivstation zeigen in ihrer Verteilung bezüglich Belastungsgrad gar keine Auffälligkeiten bzw. zu selten genannt, um Deutungen vornehmen zu können. Auch wenn keines der Ergebnisse hier signifikant ist, werden die interessantesten in Tabelle 9 aufgeführt.

Tabelle 9: Zusammenhang Belastung / Begründung für Arbeit auf IPS

Warum IPS?	Antworten	gar nicht oder gering belastet	mittel belastet	stark belastet	p
Menschenleben retten	nein - eher nein	9	5	8	0,322
	eher ja - ja	10	15	17	
Umgang mit viel Technik	nein - eher nein	8	8	17	0,127
	eher ja - ja	11	13	9	
nettes Team hier	nein - eher nein	5	1	5	0,165
	eher ja - ja	13	18	21	

Zum Schluss soll noch untersucht werden, ob persönliche Hintergründe eine Bedeutung für den Umgang mit Belastungen bei der Sterbebegleitung haben. Eine Signifikanz lässt sich auch hier - meist aufgrund zu kleiner Gruppen - nirgends darlegen, trotzdem lohnt sich m.E. bei manchen Items eine nähere Betrachtung.

Bei der Verteilung der Belastung bezüglich „Geschlecht" ist der Anteil der „stark Belasteten" bei Krankenschwester und -pflegern etwa gleich groß. Allerdings sind prozentual mehr Pfleger „gar nicht bis gering belastet" und weniger „mittel belastet" als bei den Schwestern ($p = 0,394$). Fast die Hälfte der befragten Teilzeitkräfte fühlt sich „stark belastet", während es bei den Vollzeitkräften nur ca. 28% sind ($p = 0,221$). Abbildung 25 verdeutlicht diese Aussagen.

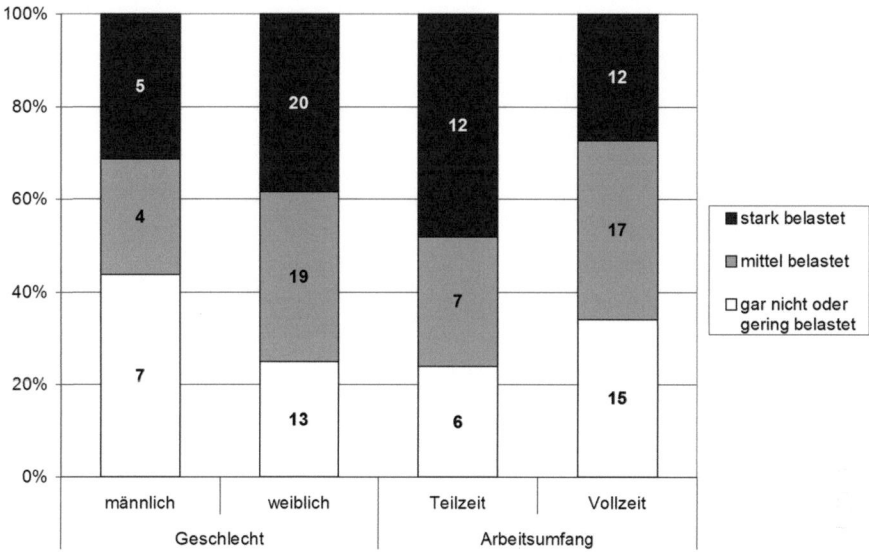

Abbildung 25: Zusammenhang Belastung / Geschlecht, Arbeitsumfang

Abbildung 26 veranschaulicht die Unterschiede im Belastungsgrad in Beziehung zu Arbeitsdauer auf Intensivstationen und Anästhesie/Intensivweiterbildung. Es deutet sich an, dass mit zunehmender Einsatzdauer des Pflegepersonals auf Intensivstationen, der Anteil der „stark Belasteten" wächst ($p = 0,612$). Vergleicht man hier, um die erwartete Häufigkeit der einzelnen Zellen zu erhöhen, die bis-5-Jahre-Erfahrenen mit den länger-Erfahrenen, so geht die Wahrscheinlichkeit, dass das Ergebnis rein zufällig ist, auf 30% zurück. Und betrachtet man nur den Unterschied zwischen den „stark Belasteten" und den weniger als „stark Belasteten", so sinkt sie auf 15%. Da auch die Anästhesie/Intensivweiterbildung eher Pflegekräfte absolviert haben, die schon länger auf einer Intensivstation arbeiten, verwundert es nun nicht, dass von ihnen ein größerer Anteil (48% vs.27%) „stark belastet" ist als von den nicht Weitergebildeten ($p = 0,167$).

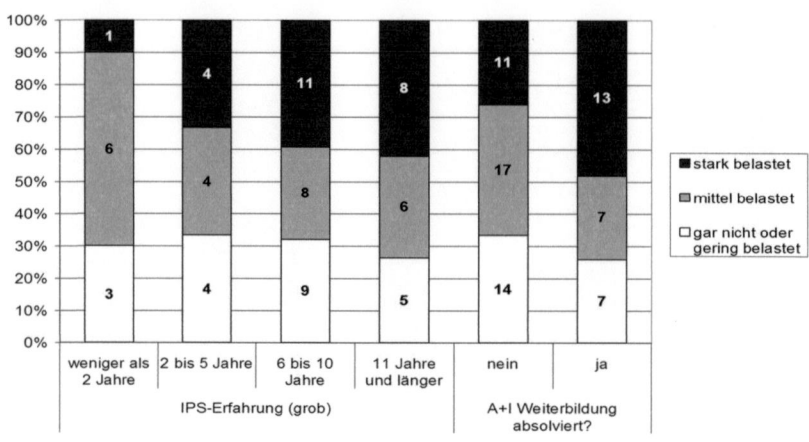

Abbildung 26: Zusammenhang Belastung / IPS-Erfahrung, Arbeitsumfang

In welchem Zusammenhang die Erfahrung mit dem Tod im eigenen privaten Umfeld mit der Belastung bei der stationären Sterbebegleitung steht, zeigt Abbildung 27. Bei den Pflegekräften, die solche Erfahrungen gemacht haben, ist der Anteil der „stark und mittel Belasteten" größer als bei den anderen (p = 0,237). Und diejenigen von ihnen, die angeben, dass diese Erfahrung ihren Umgang mit Sterbenden beeinflusst hat, sind wiederum in größerem Maße „stark und mittel belastet" als die davon Unbeeinflussten (*p = 0,120*). Die Pflegekräfte, bei denen Angehörige vor ihrem Tod auf einer Intensivstation lagen, sind in größerem Umfang „stark belastet" als die, bei denen das nicht der Fall war. Aber aufgrund der kleinen Fallzahl darf man auch hier nicht davon ausgehen, dass das einen systematischen Zusammenhang beschreibt. Das Ergebnis fließt daher nicht mit in die Grafik ein (*p = 0,693).*

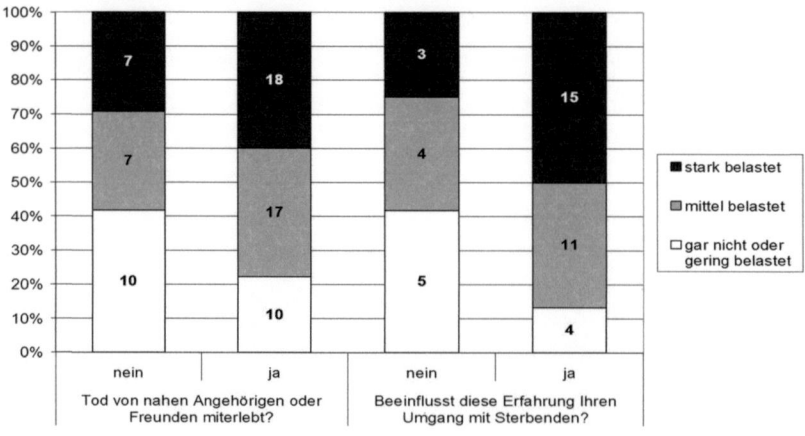

Abbildung 27: Zusammenhang Belastung / Einfluss von privater Todeserfahrung

114

Bezüglich der Altersgruppen und der Belastung lässt sich kein Zusammenhang zeigen (p = 0,983), was daran liegen kann, dass die Gruppe der unter 25-Jährigen so gering besetzt war, dass sich mit ihr nicht rechnen ließ. Bezogen auf die Fachrichtung der Intensivstationen ist zu bemerken, dass in dieser Stichprobe in der Inneren Medizin der Anteil der „mittel Belasteten" etwas größer ist als der der „gar nicht oder gering Belasteten" und „stark Belasteten". In der Chirurgie hingegen überwiegen die „stark Belasteten". Das kann aber rein zufällig so sein (p = 0,669). Vergleicht man die beiden Krankenhäuser miteinander, so stellt man fest, dass die „stark Belasteten" nahezu im gleichen Umfang (36% vs. 37%) vertreten sind. Krankenhaus A zeigt jedoch einen großen Anteil an „mittel Belasteten", während bei Krankenhaus B „gar nicht oder gering Belastete" etwas häufiger sind (p = 0,145).

Tabelle 10: Gesamtzusammenhang Belastung innere Ressourcen

Variable (n = 56)	p	R	Exp (B)
Verarbeitung durch innere Reflexion / Erfahrung	0,208	0,000	0,338
Betreuung von hirntoten Patienten vor Organentnahme	0,138	0,052	3,764
Besitz eines Organspendeausweises	0,139	-0,050	0,342
Umgang mit viel Technik	0,108	-0,088	0,265
Geschlecht	0,470	0,000	0,539
Altersgruppen (grob)	0,248	0,000	0,512
IPS-Erfahrung (grob)	0,378	0,000	1,656
Arbeitsumfang	0,196	0,000	0,118
A+I Weiterbildung absolviert?	0,025	0,200	7,303
Tod von nahen Angehörigen oder Freunden miterlebt	0,293	0,000	2,250
Konstante	0,465		6,550
Gesamtmodell	**0,038**		

Abschließend wird auch der 2. Teil der These 4 einer Gesamtprüfung mittels logistischer Regression unterzogen. Da viele Variablen in den Einzeltests eine sehr geringe Fallzahl aufweisen bzw. weit entfernt vom Signifikanzniveau liegen, werden diese hier nicht aufgenommen. Trotz der geringen Zahl aufgenommener Fälle (56) wird das Gesamtmodell mit p = 0,038 signifikant.

Von den aufgenommenen Variablen zeigt allerdings nur eine einen signifikanten Zusammenhang zur abhängigen, dichotomisierten Variablen „Grad der Belastung". AbsolventInnen der Anästhesie und Intensivweiterbildung sind deutlich mehr belastet als Pflegekräfte ohne diese Weiterbildung (p = 0,025). Alle anderen Variablen erreichen nicht das 5% Signifikanzniveau. Diese Ergebnisse zeigt Tabelle 10.

Da sowohl der erste als auch der zweite Teil der Hypothese 4 in der Prüfung mittels logistischer Regression ein signifikantes Gesamtmodell aufweist, bestätigt sich, dass ein Zusammenhang besteht zwischen der Nutzung von bestimmten inneren und äußeren Ressourcen durch Pflegekräfte und dem Belastungsgrad einer Sterbebegleitung.

8.3. Zusammenfassung der wichtigsten Ergebnisse

Der Vergleich der Stationscharakteristika zeigt auf den konservativen Intensivstationen eine deutlich höhere Sterberate und eine kürzere Verweildauer der Verstorbenen als auf den operativen Intensivstationen.

Den meisten TeilnehmerInnen fielen zum Thema „Sterben auf der Intensivstation" nur negative Assoziationen ein. Sie gaben an, belastende Sterbebegleitungen hauptsächlich „im Gespräch mit KollegInnen" und durch „innere Reflexion/Erfahrung" zu verarbeiten.

Für die Arbeit auf einer Intensivstation haben sich die meisten Pflegekräfte gezielt entschieden, aufgrund der Argumente: „Intensivpflege möglich", „Nähe zum Patienten" und „medizinische Herausforderung".

Als besonders wichtige Faktoren für eine optimale Sterbebegleitung lassen sich „Zeit", „Anwesenheit von Angehörigen", „Ruhe", „patientenorientierte Pflege", „gute Kooperation und Kommunikation" und „geeignete Räumlichkeiten" identifizieren. Vor allem der Mangel an Zeit, Ruhe und geeigneten Räumlichkeiten führt dazu, dass gut zwei Drittel der Befragten auf ihrer Station keine optimalen Bedingungen für Sterbebegleitung konstatieren.

Beim Vergleich der zufrieden stellenden Sterbebegleitsituationen mit den nicht zufrieden stellenden zeigt sich, dass es bei letzteren häufiger der Fall war, dass dem/der PatientIn bzw. den Angehörigen die Prognose nicht bekannt gewesen ist. Des Weiteren gab es in den nicht zufrieden stellenden Situationen häufiger ein inkonsequentes Therapiemanagement, es befanden sich seltener Angehörige, aber häufiger anderes Pflegepersonal am Sterbebett, und die Pflegekräfte gaben überwiegend an nicht genügend Zeit zu haben. Besonders stark ist der Unterschied bzgl. des Belastungsgrades: die mit der Sterbebegleitung zufriedenen Pflegekräfte sind deutlich weniger belastet als die Unzufriedenen. Ein höherer Grad an Belastung war vor allem verursacht durch geringes Alter des/der PatientIn, unerwarteten Todeseintritt, unverständliche Therapie und Empathie für den/die PatientIn. Eine schlechte Prognose für den Krankheitsverlauf wurde dagegen häufig als Entlastungsfaktor angegeben.

In der analytischen Betrachtung wird die Hypothese I „Wenn Pflegkräfte genügend Zeit für die Sterbebegleitung haben, ist die Situation nicht so belastend" weitgehend bestätigt. Hypothese II „Je eindeutiger und umfangreicher die Information und Kommunikation zwischen ÄrztInnen, Pflegenden und PatientInnen und/oder deren Angehörigen ist, desto weniger belastend ist die Sterbebegleitung" hingegen lässt sich mit den gewählten Faktoren nicht bestätigen. Auch Hypothese III „Wenn die Entscheidung über Therapie bzw. Therapieverzicht konsequent eingehalten wird und mit dem Patientenwillen übereinstimmt, ist Sterbebegleitung für die Pflegekräfte nicht so belastend" kann vor allem aufgrund der kleinen Zellhäufigkeiten mit dieser Unter-suchung nicht validiert werden. Bezüglich Hypothese IV „Wenn Pflegekräfte Res-sourcen nutzen können, ist Sterbebegleitung für sie nicht so belastend" lassen sich Zusammenhänge nachweisen. Bei der Nutzung von Unterstützung von außen sind es besonders die Anwesenheit von Angehörigen oder Freunden des/der Sterbenden und die Ablenkung mit angenehmen Dingen, die entlastend wirken, während die SupervisionsteilnehmerInnen stärker belastet sind als die nicht supervidierten. Auch die Faktoren der inneren Ressourcen in ihrer Gesamtheit vermindern die Belastung. Die Anästhesie und IntensivabsolventInnen weisen allerdings eine höhere Belastung auf als ihre nicht weitergebildeten KollegInnen.

9. Diskussion

Wenngleich, aufgrund der teilweise schlechten Rücklaufquote der Fragebögen, deren Auswertbarkeit eingeschränkt war, finden sich interessante Ergebnisse. Sie können zwar nicht als allgemeingültig angesehen werden, sind aber für die teilnehmenden Stationen zum Erhebungszeitraum repräsentativ, da die Alters- und Geschlechtsverteilung der AntwortgeberInnen der der Grundgesamtheit entspricht.

Die für das erste Quartal 2001 ermittelten Todesraten der Stationen zeigen bezüglich der Fachrichtung große Differenzen. Während die der internistischen Intensivstationen sich mit gut 9% im Rahmen internationaler Studien (*Miller, Forbes & Boyle*, 2001; *Schuster*, 1998) bewegen, liegen die Werte der befragten chirurgischen Intensivstationen deutlich niedriger. Gleichzeitig ist die durchschnittliche Verweildauer der Verstorbenen in der Chirurgie länger. Das mag daran liegen, dass man es im Bereich der internistischen Intensivmedizin häufiger mit Notfällen zu tun hat, die nach Reanimation eingeliefert werden und kurz darauf sterben. Interessant ist in diesem Zusammenhang auch, dass auf der Station mit der längsten Verweildauer die Rücklaufquote der Fragebögen am höchsten war. Da die Beziehung zu PatientInnen, die eine längere Zeit auf einer Station verbringen, intensiver ist, verstärkt das die emotionale Beteiligung beim Sterben dieser Menschen. Aus diesem Grunde liegt den MitarbeiterInnen dieser chirurgischen Intensivstation das Thema vielleicht mehr am Herzen.

Bei dem befragten Sample handelt es sich nicht nur um überwiegend erfahrene, sondern auch um besonders engagierte Pflegekräfte. Hinter den eindeutigen Angaben auf die Frage „Warum arbeiten Sie auf einer Intensivstation?" verbergen sich Motive wie Ehrgeiz, Wissensdurst, pflegerischer Idealismus und Wunsch nach Anerkennung. Zu einem ähnlichen Ergebnis kommt eine Studie von 1989 (*Wilhelm & Balzer*, 1989).

Auch bzw. gerade solch hoch motiviertes Pflegepersonal benötigt Coping-Strategien, um belastende Sterbebegleitungen verarbeiten zu können. In einer Befragung von Krankenschwestern und –pflegern einer Langzeitpflegeeinrichtung und denen einer auf Organspende spezialisierten neurologischen Intensivstation wurden folgende Verarbeitungsmechanismen ermittelt: die eigene Wertschätzung für die Bemühungen einer guten Betreuung und eines friedvollen Todes, das Abschalten können von der Arbeit und die physische und emotionale Unterstützung vom Team (*O'Hara et al.* 1996, *Pelletier-Hibbert*, 1998, beide zitiert in *Kirchhoff & Beckstrand*, 2000). Dies entspricht in etwa den in der vorliegenden Studie verwandten Items „durch innere Reflexion/Erfahrung", „durch Ablenkung mit angenehmen Dingen" und „im Gespräch mit KollegInnen". Ablenkung mit angenehmen Dingen spielt in vorliegender Untersuchung jedoch nur für eine Minderheit der Befragten eine Rolle (s. Abb. 8). Gleichzeitig zeigt sich, dass dies die einzige genannte Coping-Strategie ist, bei der der Anteil „stark Belasteter" (aber auch der „gar nicht oder gering Belasteten") bei den AnwenderInnen signifikant niedriger ist (s. Abb. 24). Vielleicht sind Menschen, die sich gern mit angenehmen Dingen ablenken, von vornherein ausgeglichener?

Die meisten befragten Pflegekräfte hatten klare Vorstellungen von optimaler Sterbebegleitung auf Intensivstationen. Den Angehörigen jederzeit Zutritt zu gewähren, ist der meist genannte Wunsch. Dies ist eine Voraussetzung für die in der Literatur geforderte Zusammenarbeit mit den Angehörigen (*Carlet et al.*, 2004). Auf Intensivstationen existieren in der Regel Besuchszeiten, von denen Ausnahmen gemacht werden, wenn PatientInnen im Sterben liegen. Allerdings ist aufgrund mancher Räumlichkeiten (enge 4-Bett-Zimmer ohne Sichtschutz) eine durchgängige Anwesenheit von Angehörigen nicht möglich. Der häufig geäußerte Wunsch der Pflegekräfte nach besseren Räumlichkeiten, respektive Einzelzimmer für sterbende PatientInnen ist daher sehr verständlich. Das Problem unpassender Räumlichkeiten und fehlender Privatsphäre taucht auch in anderen Untersuchungen auf (*Kirchhoff et al.*, 2000; *Timm*, 2000). Zur Vorstellung von optimaler Sterbebegleitung zählt bei einem Großteil der Pflegekräfte, mehr Zeit zur Verfügung zu haben. Schwestern und Pfleger in den USA sehen mehr Zeit für die Vorbereitung der Angehörigen auf den Tod ihres Nächsten als sehr hilfreich an (*Kirchhoff & Beckstrand*, 2000). Wünsche des Intensivpflegepersonals bezüglich besserer Kommunikation und Koordination sowie nach mehr Ruhe im Umfeld der/des Sterbenden werden auch von anderen AutorInnen genannt (*Puntillo et al.* 2001; *Baggs*, 2002; *Carlet et al.*, 2004).

Über zwei Drittel der Befragten meinen, die Bedingungen, die auf ihrer Station herrschten, ermöglichten keine optimale Sterbebegleitung. Das zeigt sehr deutlich den Graben zwischen Anspruch und wahrgenommener Wirklichkeit. Als Ursachen für diese Missstände werden vorrangig Raum- und Zeitmangel, aber auch wenig entscheidungsfähige ÄrztInnen und häufige Unruhe aufgeführt. Dieselben Angaben finden sich in der Literatur, werden dort jedoch – bis auf die Problematik der Entscheidungsfindung - nicht vorrangig genannt. Dies könnte bedeuten, dass die in Studien primär identifizierten Mängel wie inadäquates Schmerz- und Symptommanagement, Unwissenheit über die Versorgungswünsche des/der PatientIn, schlechte Kommunikation zwischen allen Beteiligten und unzureichende Bildung in EOLC (*Kirchhoff & Beckstrand*, 2000; *Carlet et al.* 2004) hier nicht auftreten. Bei genauem

Hinsehen zeigt sich jedoch, dass diese Annahme so nicht stimmt. Viele Pflegekräfte geben an, dass sie über den Willen des/der PatientIn nicht informiert waren. Des Weiteren begründen sie ihre hohe Belastung in den selbst gewählten Fallbeispielen u.a. mit Kommunikations- und Kooperationsproblemen. Außerdem spricht der vielfache Wunsch nach Fortbildung zum Thema Sterbebegleitung für ein Defizit in diesem Bereich. Da es keine Angaben gibt, die auf ein Sterben unter Schmerzen hinweisen, aber gleichzeitig die Notwendigkeit der Schmerz- und Stresslinderung (siehe Aufzählung besonders wichtiger Faktoren für optimale Sterbebegleitung) sehr wohl gesehen wird, ist anzunehmen, dass für diesen Bereich die Versorgung gut ist.

Wenngleich ein hoher Grad an Belastung mit Unzufriedenheit bei der Sterbebegleitung korreliert, gibt es einige Pflegekräfte, die mit der Sterbebegleitung zufrieden waren, sich aber trotzdem „stark belastet" fühlten. Die große Mehrheit empfand eine geringe bis mäßige Belastung in der zufrieden stellenden Situation. End-of-life Care scheint demnach selbst bei positiv empfundenen Verlauf nicht leicht zu sein. Alle Gründe (junges Alter, Empathie für den/die PatientIn, unerwarteter Todeseintritt) für eine hohe Belastung werden durch Ergebnisse verschiedener Studien bestätigt (*Wilhelm & Balzer*, 1989; *Hempel & Unger*, 2000; *Glaser & Strauß*, 1995).

Die analytische Betrachtung ist aufgrund der Verknüpfung verschiedener Faktoren bei geringen Fallzahlen eingeschränkt. Gleichwohl gelang es auch hier einige Zusammenhänge nachzuweisen.

Mit Hilfe der Indikatoren „genügend Zeit in der Sterbephase" und „unerwarteter Tod" konnte ein signifikanter statistischer Zusammenhang zwischen Zeitmangel und starker Belastung nachgewiesen werden. Der „unerwartete Tod" zeigt sich dabei als ausschlaggebender Faktor. Interessanterweise wird der Mangel an der Ressource Zeit vor allem in Deutschland beklagt (*Hempel & Unger*, 2000; *Timm*, 2000). In internationalen Untersuchungen hingegen erscheint die Zeit als hilfreicher Parameter (*Kirchhoff & Beckstrand*, 2000).

In der vorliegenden Studie wiesen die Befragten in 78% der Situationen einer nicht zufrieden stellenden Sterbebegleitung auf ein Zeitdefizit hin. Nimmt man zu der Betrachtung die zufrieden stellenden Fallbeispiele hinzu, ergibt sich ein ausgewogenes Verhältnis. Weitaus ausgeprägter fielen die Aussagen einer anderen deutschen Untersuchung aus. Dort äußerten nur 12% der TeilnehmerInnen, genügend Zeit zur individuellen Sterbebegleitung zu haben (*Hempel & Unger*, 2000).

Ein unerwarteter Tod prägt sich besonders ein und führt unter Umständen zur Fehlersuche (*Glaser & Strauss*, 1995). Besonders tragisch auch für das Intensiv-

Team sind Krankheitsverläufe von PatientInnen, deren Gesundheitszustand sich nach langem Einsatz aller Kräfte langsam gebessert hatte, so dass sie schon gerettet schienen. Hier kommen bei einem plötzlichen Herz-Kreislaufstillstand noch einmal alle medizinischen Möglichkeiten zum Einsatz. Ist das nun vergebens, belastet das die Pflegekräfte stark. In solchen Fällen bleibt keine Zeit für Sterbebegleitung. Umso mehr Zeit sollte anschließend der Versorgung nach dem Tod, der Betreuung der Hinterbliebenen und dem Team-Support gewidmet werden. In einer neueren Studie erwies sich der Umstand, dass sich die Angehörigen nach dem Tod des/der PatientIn in Ruhe und allein Abschied nehmen konnten als besonders unterstützend (*Beckstrand & Kirchhoff*, 2005).

Die Prüfung der Thesen II und zum Teil auch III stellte sich als problematisch heraus, da sie einerseits den Fluss von Information und Kommunikation untersuchte, andererseits die diesbezüglichen Fragen aber nur bei guter Verständigung beantwortet werden konnten. Daher ergaben sich viele „weiß nicht" Antworten. Aufgrund der somit kleinen Zellhäufigkeiten im „Ja-" bzw. „Nein-Bereich" zeigten sich bei den Thesen *„Je eindeutiger und umfangreicher die Information und Kommunikation zwischen ÄrztInnen, Pflegenden und PatientInnen und/oder deren Angehörigen ist, desto weniger belastend ist die Sterbebegleitung"* und *„Wenn die Entscheidung über Therapie bzw. Therapieverzicht eindeutig getroffen und konsequent eingehalten wird und mit dem Patientenwillen übereinstimmt, ist Sterbebegleitung für die Pflegekräfte nicht so belastend"* keine signifikanten Ergebnisse. Andererseits sollten diese Anzeichen der Unwissenheit für sich schon ein Alarmsignal sein. Warum wissen in etwa 50% der Fälle die Befragten nicht, ob der/die PatientIn bestimmte Versorgungswünsche geäußert bzw. früher verfasst hatte? Immerhin waren 40% der PatientInnen im Laufe ihres Aufenthalts auf der Intensivstation ansprechbar. In 20% der analysierten Situationen konnte auch keine Auskunft darüber gegeben werden, ob die Angehörigen über die Prognose der/des PatientIn informiert waren. So scheinen sich doch auch hier Kommunikationsmängel abzuzeichnen, wie sie in der Literatur schon seit den Ergebnissen von SUPPORT bekannt sind und weiterhin persistieren (*Principal Investigators*, 1995 zitiert in *Baggs*, 2002; *Carlet et al.*, 2004).

Da Informationen über die Versorgungswünsche der PatientInnen häufig fehlten, konnte in diesen Fällen nicht geklärt werden, ob die Therapie mit den diesbezüglichen Wünschen des/der jeweiligen PatientIn übereinstimmte. Es wurde beschrieben, dass das Zustandekommen von Therapieentscheidungen ein Problemfeld bildet, da sowohl der Entscheidungsprozess selbst als auch die daran Beteiligten stark variieren. Besonders evident ist dies in Deutschland, dem einzigen Land, in dem es der Intensivmedizinischen Fachgesellschaft fern liegt, Pflegekräfte in die Überlegungen mit einzuschließen (*Boles*, 2003 zitiert in *Carlet et al.*, 2004). Eine Miteinbeziehung der Intensivschwestern und –pfleger, würde nicht nur deren Unzufriedenheit aufheben, sondern sie wahrscheinlich auch motivieren, sich verstärkt nach den Versorgungswünschen ihrer PatientInnen zu erkundigen. Auf dieser Grundlage eines verbesserten Informationsflusses käme man dem anzustrebenden Ziel eines „shared decision making" etwas näher.

Die These IV „Wenn Pflegekräfte Ressourcen nutzen können, ist Sterbebegleitung für sie nicht so belastend" konnte in Teilen bestätigt werden. Als ausschlaggebende Faktoren haben sich die Anwesenheit von Angehörigen oder Freunden, Teilnahme an der Supervision, Ablenkung mit angenehmen Dingen und Absolvierung der A+I-Weiterbildung gezeigt. Doch die Effekte waren partiell etwas überraschend. Während bei Anwesenheit von Angehörigen oder Freunden und Ablenkung mit angenehmen Dingen die Zahl der „stark Belasteten" signifikant niedriger liegt, trifft für die Teilnahme an Supervision und A+I-Weiterbildung das Gegenteil zu. Das will sagen, dass Pflegekräfte mit A+I-Weiterbildung oder Supervision sich belasteter fühlten als andere, die diese Möglichkeiten nicht wahrgenommen haben. Vielleicht spielt hier die Tatsache mit hinein, die die Studie „Sterbebegleitung in Sachsen" aufdeckte, dass sich ältere Pflegekräfte am stärksten belastet fühlen (*BGW*, 2005). An dieser Stelle sei darauf hingewiesen, dass dieses Studiendesign es nicht ermöglicht Ursache-Wirkungszusammenhänge zu untersuchen. Hier scheint es eher so zu sein, dass diejenigen, die sich besonders einsetzen, auch „stark belastet" sind und deshalb die Supervision nutzen.

Insgesamt gesehen bestätigen die Ergebnisse dieser Untersuchung Resultate internationaler Studien. Manche Befunde scheinen jedoch auf deutsche Besonderheiten hinzudeuten.

10. Schlussfolgerungen und Ausblick

Auf Intensivstationen arbeiten besonders engagierte Pflegekräfte mit großem medizinischem, technischem und pflegerischem Wissen in Bezug auf die Versorgung Schwerstkranker. Wenn die Maximaltherapie keinen Erfolg mehr verspricht, möchten sie ihren sterbenden PatientInnen und deren Angehörigen einen friedlichen und würdevollen Abschied ermöglichen. Sie haben klare Vorstellungen, welche Bedingungen und Maßnahmen hierfür nötig wären. In der Realität stehen der Durchsetzung ihrer End-of-life Care Ziele jedoch viele Hindernisse im Wege.

Besonders prekär stellten sich in der vorliegenden Untersuchung die räumlichen Gegebenheiten dar. In Sälen lassen sich zwar PatientInnen leichter überwachen, aber hier Privatsphäre und Intimität – inmitten von Unruhe und Geschäftigkeit – herzustellen, ist im Alltag einer Intensivstation nur selten zufrieden stellend möglich. Wenigstens zum allerletzten Abschiednehmen sollte ein warm gestaltetes Zimmer vorhanden sein, das den Angehörigen Raum und so viel Zeit wie gewünscht bietet.

Stress und Zeitdruck wurden von den Krankenpflegern und –schwestern nicht nur als sehr störend benannt, sondern stellten auch in der Analyse einen großen Belastungsfaktor dar. Unerwartete Todesfälle in der Intensivmedizin sind nicht gänzlich zu vermeiden. Doch eine vorausschauende Therapie- und Pflegeplanung auf der Grundlage der Versorgungswünsche der PatientInnen und unter Einbeziehung der betreuenden Pflegekräfte könnte die dabei aufkommende allseitige Hilflosigkeit solcher Ereignisse etwas abmildern.

Während die ersten beiden genannten Hinderungsgründe für gute EOLC im Alltag sehr präsent sind, treten Koordinations- und Kommunikationsprobleme erst bei genauerem Hinsehen und –hören in Erscheinung. Sie wurden nur teilweise benannt. Betrachtet man jedoch z.B. die Unwissenheit über die Versorgungswünsche der PatientInnen scheinen sie weit gewichtiger als konstatiert. Auch internationale Studien (*Carlet et al.,* 2004) sehen hier ein größeres Defizit. Gerade bezüglich Gesprächsführung können Trainingsmaßnahmen hilfreich sein. In der Studie „Sterbebegleitung in Sachsen" wurde festgestellt, dass mit einem ausreichenden Angebot an Fortbildung die Sicherheit der Pflegenden im Umgang mit Sterben und Tod steigt (*BGW,* 2005).

Die Pflegekräfte wünschen sich offene Besuchsregeln bei Sterbenden. Die Betreuung von Angehörigen ist zwar häufig anstrengend, doch vor allem bei gegenseitiger Empathie gibt sie Befriedigung. Auch viele andere Rahmenbedingungen, die die

Befragten für eine gute Sterbebegleitung für wichtig hielten, würden den PatientInnen zugute kommen und damit auch die Pflegenden entlasten.

Einzelne Maßnahmen, wie z.B. patientInnenzentrierte Pflege oder Schmerz- und Symptommanagement sind ein erster Schritt, der auch durchaus von sehr vielen schon gegangen wird. Wichtig ist auf längere Sicht eine Einbettung in ein Gesamtkonzept, wie z.B. das „mixed-management model" mit einem Miteinander von Intensivmedizin, Palliative Care und Hospice Care. Dazu müsste zunächst einmal die eigene Stationskultur beobachtet und beurteilt werden. Auf einer solchen Analyse könnte die Entwicklung einer Strategie aufbauen (*Miller, Forbes & Boyle,* 2001). Mögliche Maßnahmen wären hier z.B. ethische Fallbesprechungen gemeinsam mit ÄrztInnen und Pflegenden sowie das Hinzuziehen von Ethik-Konzilen, Palliative Care Teams oder externen Hospizhelfern.

In Anbetracht der Tatsache dass das Durchschnittsalter der Intensivpflegekräfte steigt und Ältere mehr belastet sind (*BGW,* 2005), müssen deren Ressourcen gestärkt werden. Das kann u.a. dadurch geschehen, dass die Krankenhausleitung der Sterbebegleitung einen höheren Stellenwert einräumt. Vielleicht fördert eine stärkere Gewichtung von End-of-life Care im Krankenhaus eine Reintegration des Sterbens in die Gesellschaft.

11. Literaturverzeichnis

Ariès, Ph. (1996). Geschichte des Todes. Darmstadt: Wissenschaftliche Buchgesellschaft. (Deutsche Erstauflage erschien 1980, München/Wien: Carl Hauser Verlag).

Baggs, J. G. (2002). End-of-Life Care for Older Adults in ICUs. Annual Review of Nursing Research, 20, 181-229.

Beckstrand, R. L., Kirchhoff, K. T. (2005). Providing End-of-Life Care to Patients: Critical Care Nurses' Perceived Obstacles and Supportive Behaviours. American Journal of Critical Care; 14(5), 395-403.

Berufsgenossenschaft für Gesundheitsdienst und Wohlfahrtspflege – BGW (Hrsg.) (2005). Forschungsergebnisse der Studie "Sterbebegleitung in Sachsen". Arbeits- und Belastungssituation der Pflegenden und Ärzte. Verfügbar unter: http://www.bgw-online.de/internet/generator/ Inhalt/OnlineInhalt/Medientypen/bgw_20forschung/Forschungsergebnisse_20der_20Studie_20_20Sterbebegleitung_20in_20Sachsen,property=pdfDownload.pdf (Letzter Zugriff: 01.06.2008).

Behörde für Schule, Jugend und Berufsbildung, Hamburg (Hrsg.) (1975). Grundgesetz für die Bundesrepublik Deutschland – Verfassung der Freien und Hansestadt Hamburg. Nördlingen: Beck

Beleites, E. (2004). Bundesärztekammer – Grundsätze zur Sterbebegleitung neu gefasst. Deutsches Ärzteblatt 101 (19), A-1297.

Blumenthal-Barby, K. (2001). Sterbeort Krankenhaus und Fragen der Sterbeaufklärung. In: Bundesministerium für Familie, Senioren, Frauen und Jugend (Hrsg.). Sterben und Sterbebegleitung. Ein interdisziplinäres Gespräch. Stuttgart: Kohlhammer

Borasio, G., Putz, W., Eisenmenger, W. (2003). Verbindlichkeit von Patientenverfügungen gestärkt - Vormundschaftsgericht soll in Konfliktlagen entscheiden. In: Deutsches Ärzteblatt, 100: A 2062–2065.

Brenner, Zara R. (2002). Lessons for Critical Care Nurses on Caring for the Dying. Critical Care Nurse, 22 (1), 11-12.

Bühl, A.; Zöfel, P. (1998). SPSS Version 8. Einführung in die moderne Datenanalyse unter Windows. Bonn.

Bundesärztekammer (1998). Grundsätze der Bundesärztekammer zur ärztlichen Sterbebegleitung. Deutsches Ärzteblatt 95 (39), C-1690 - 1691

Bundesärztekammer (2004). Grundsätze der Bundesärztekammer zur ärztlichen Sterbebegleitung. Deutsches Ärzteblatt 101 (19), A-1298 - 1299.

Bundesärztekammer (2006). (Muster-) Berufsordnung für die deutschen Ärztinnen und Ärzte. Verfügbar unter: http://www.bundesaerztekammer.de/downloads/MBOStand20061124.pdf. (Letzter Zugriff: 01.06.2008)

Carlet, J. et al. (2004). Challenges in end-of-life care in the ICU – Statement of the 5th International Consensus Conference in Critical Care: Brussels, Belgium, April 2003. Intensive Care Medicine, 30, 770-784.

Deutsche Gesellschaft für Palliativmedizin (2003). Definitionen der Deutschen Gesellschaft für Palliativmedizin. http://www.dgpalliativmedizin.de/sn/ SN%20310%20DGP-Definitionen.pdf. (Letzter Zugriff am 25.04.08).

Deutsche Hospiz Stiftung (2003). Emnid-Umfrage 2003: Was denken die Deutschen über Palliative-Care? Neues Konzept für menschenwürdiges Sterben. Verfügbar unter: http://www.hospize.de/ ftp/emnid2003.pdf. (Letzter Zugriff: 01.06.2008).

Deutsche Hospiz Stiftung (2008). HPCV-Studie: Hospizliche Begleitung und Palliative-Care-Versorgung in Deutschland 2007. Sonder Hospiz Info Brief 1/08. Verfügbar unter: http://www.hospize.de/docs/hib/ Sonder_HIB_01_08.pdf. (Letzter Zugriff: 01.06.2008).

Deutscher Bundestag (2002). Schlussbericht der Enquete-Kommission "Demografischer Wandel - Herausforderungen unserer älter werdenden Gesellschaft an den Einzelnen und die Politik". Drucksache 14/8800, 28.03.2002.

Diekmann, A. (1999). Empirische Sozialforschung – Grundlagen, Methoden, Anwendungen. Reinbek: Rowohlt

Enquete-Kommission Ethik und Recht der modernen Medizin (2004). Zwischenbericht Patientenverfügungen, Kurzfassung. Abrufbar unter: http://www.medizinethik.de/BT-2004-PV-kurzfassung.pdf (Letzter Zugriff: 16.06.2008).

Ewers, M. (2003). End-of-Life Care und Public Health – Konsens und Kontroversen. Vortrag auf dem Symposium des Instituts für Pflegewissenschaft der Universität Bielefeld: End-of-Life Care – Versorgung von Menschen in der letzten Lebensphase vom 11.-12.09.2003

Feldmann, K. (1997). Sterben und Tod. Sozialwissenschaftliche Theorien und Forschungsideen. Opladen: Leske und Budrich.

Geisler, L. (1992). Gespräche in der Intensivmedizin. In Arzt und Patient - Begegnung im Gespräch. Frankfurt/Main: Pharma Verlag. Verfügbar unter: http://www.linus-geisler.de/ap/ap28_intensiv.html (Letzter Zugriff: 16.06.2008).

Glaser, B. G., Strauss, A. L. (1995). Betreuung von Sterbenden. Eine Orientierung für Ärzte, Pflegepersonal, Seelsorger und Angehörige. Göttingen: Vandenhoeck & Ruprecht. (Deutsche Erstauflage erschien 1974 unter dem Titel „Interaktion mit Sterbenden").

Grimm, C. (2007). Blickpunkt Sterbehilfe. Verfügbar unter: http://www.drze. de/themen/blickpunkt/sterbehilfe. (Letzter Zugriff am 01.06.08)

Hempel, B.; Unger, U. (2000): Berufliche Zufriedenheit, Belastungsfaktoren und der Umgang mit Tod und Sterben bei Pflegepersonal auf Intensivstationen. Intensiv; 8: 76-83.

Heller, A. (Hrsg.). (1994). Kultur des Sterbens. Bedingungen für das Lebensende gestalten. Freiburg: Lambertus.

Hillmann, K-H. (1994). Wörterbuch der Soziologie. Stuttgart: Kröner.

Kaluza, J., Töpferwein, G. (2005). Sterbebegleitung in Sachsen - Ein sozialwissenschaftliches Forschungsprojekt. (Zusammenfassung) Abrufbar unter: http://www.bmfsfj.de/bmfsfj/generator/RedaktionBMFSFJ/ Abteilung3/Pdf-Anlagen/sterbebegleitung

Kirchhoff, K. T.; Beckstrand, R. L. (2000). Critical Care Nurses' Perceptions of Obstacles and Helpful Behaviours in Providing End-of-Life Care to Dying Patients. American Journal of Critical Care, 9 (2), 96-105.

Kirchhoff, K. T. et al. (2000). Intensive Care Nurses' Experiences with End-of-Life Care. American Journal of Critical Care, 9 (1), 36-42.

Klein, M. (1998). Hirntod und Hirntoddiagnostik – eine kritische Betrachtung. In *Meyer, Friesacher, Lange.* Handbuch der Intensivpflege 5.Erg.Lfg.. Landsberg: Ecomed.

Knoche, M. (1996). Argumente gegen die Hirntodkonzeption. In. Pro und Contra-Diskussion. Verfügbar unter: http://www.dober.de/ethik-organspende/hitodkritik.html#2. Letzter Zugriff am 01.06.08.

Kübler-Ross, E. (2002). Interviews mit Sterbenden. Stuttgart: Kreuz. (Deutsche Erstauflage erschien 1971).

Kutzer, K. (2004). Die Rechtslage zur Sterbehilfe in Deutschland – aktueller Stand und Perspektiven der Weiterentwicklung. Vortrag am 18. Februar 2004 in der

Evangelischen Akademie in Tutzing. Verfügbar unter: www.ev-akademie-
tutzing.de/doku/programm/get_it.php?ID=166. (Letzter Zugriff am 01.06.08).

Lasch, H. G. (1997). Grenzen der Intensivmedizin – ethische und juristische Fragen.
In: *Lasch, H. G. et al.* (Hrsg.). Lehrbuch der internistischen Intensivmedizin,
724 – 732. Stuttgart: Schattauer.

Lattanzi-Licht, M. (2003). Die Betreuung von Menschen am Ende des Lebens. In: J.
Wittkowski (Hrsg.) Sterben, Tod und Trauer. Stuttgart: Kohlhammer.

Lawin, P. (1989). Entwicklung und Bedeutung der Intensivmedizin. In *P. Lawin*
(Hrsg.) Praxis der Intensivbehandlung. Stuttgart: Thieme.

Lawin, P. (2002a). Die geschichtliche Entwicklung der Intensivmedizin in Deutschland. Zeitgenössische Betrachtungen. In: *P. Lawin, H.W. Opderbecke, H.-P.
Schuster* (Hrsg.) Die Intensivmedizin in Deutschland. Geschichte und Entwicklung. Berlin, Heidelberg: Springer.

Lawin, P. (2002b). Grenzen der Intensivmedizin – ökonomische und ethische Grenzen. In: *P. Lawin; H.W. Opderbecke,. H.-P. Schuster* (Hrsg.). Die Intensivmedizin in Deutschland. Geschichte und Entwicklung. Berlin, Heidelberg: Springer.

Lieser, A., Schleich, U. (1998). Am Ende menschlichen Lebens. Stuttgart, New York:
Thieme.

Lindemann, G. (2001). Die Interpretation „hirntot". In: *T. Schlich, C. Wiesemann,*
Hirntod – Zur Kulturgeschichte der Todesfeststellung. Frankfurt/Main: Suhrkamp.

Miller, P. A.; Forbes, S., Boyle, D. K. (2001). End-of-Life Care in the Intensive Care
Unit: A Challenge for Nurses. American Journal of Critical Care, 10 (4), 230-
237.

Morgan, J. (2003). Der historische und gesellschaftliche Kontext von Sterben, Tod
und Trauer. In: *Wittkowski, Joachim (Hrsg.).* (2003). Sterben, Tod und Trauer.
Stuttgart: Kohlhammer

Müller-Busch; H C (2001). Intensivmedizin - Palliativmedizin Widerspruch oder
Ergänzung? Anästhesiologie, Intensivmedizin, Notfallmedizin, Schmerztherapie, 36: 726-734.

Nelson-Marten, P.; Braaten, J.; English, N. K. (2001). Critical Caring. Promoting
Good End-of-Live Care in the Intensive Care Unit. Critical Care Nursing Clinics
of North America, 13 (4), 577–585.

Ochsmann, R. et al. (1997). Sterbeorte in Rheinland-Pfalz. Zur Demographie des Todes. Beiträge zur Thanatologie, 8, Johannes Gutenberg-Universität Mainz. Verfügbar unter: http://www.uni-mainz.de/ Organisationen/thanatologie/Literatur/heft08.pdf (Letzter Zugriff am 16.06.08)

Opderbecke, H.W., Weißauer, W. (1999). Grenzen der intensivmedizinischen Behandlungspflicht - Ärztliche Leitlinie. Anästhesie & Intensivmedizin, 40 (2), 94-96.

Opderbecke, H.W., Weißauer, W. (2002). Grenzen der Intensivmedizin – medikolegale Aspekte. In *P. Lawin; H.W. Opderbecke,. H.- P. Schuster* (Hrsg.) Die Intensivmedizin in Deutschland. Geschichte und Entwicklung. Berlin, Heidelberg: Springer.

Puntillo K. A. et al. (2001). End-of-Life Issues in Intensive Care Units: A National Random Survey of Nurses' Knowledge and Beliefs. American Journal of Critical Care, 10 (4), 216-29.

Rest, F. (1998). Sterbebeistand, Sterbebegleitung, Sterbegeleit : Handbuch für Pflegekräfte, Ärzte, Seelsorger, Hospizhelfer, stationäre und ambulante Begleiter. Stuttgart: Kohlhammer.

Sahm, S. (2006). Sterbebegleitung und Patientenverfügung. Ärztliches Handeln an den Grenzen von Ethik und Recht. Frankfurt/Main: Campus.

Salis Gross,C. (2003). End-of-Life Care oder Doing Death? Ethnologische Perspektiven zur Versorgung im Alters- und Pflegeheim. Vortrag auf dem Symposium des Instituts für Pflegewissenschaft der Universität Bielefeld: End-of-Life Care – Versorgung von Menschen in der letzten Lebensphase vom 11.-12.09.2003.

Salomon, F. (2000). Leben erhalten und Sterben ermöglichen. Ein Spannungsfeld in der Intensivmedizin. Beiträge zur Thanatologie, 19, Johannes Gutenberg-Universität Mainz. Verfügbar unter: http://www.psych.uni-mainz.de/abteil/soz/thanatologie/Literatur/ heft19.pdf (Letzter Zugriff am 16.06.08).

Schell, W. (2002). Sterbebegleitung und Sterbehilfe. Gesetze, Rechtsprechung, Deklarationen, Richtlinien, Stellungnahmen. Hannover: Schlütersche.

Schneider, W. (2001). Vom schlechten Sterben und dem guten Tod – Die Neu-Ordnung des Todes in der politischen Debatte um Hirntod und Organtransplantation. In: *T. Schlich, C. Wiesemann.* Hirntod – Zur Kulturgeschichte der Todesfeststellung. Frankfurt/Main: Suhrkamp.

Schumann, E. (2006). <u>Dignitas – Voluntas – Vita</u>, Überlegungen zur Sterbehilfe aus rechtshistorischer, interdisziplinärer und rechtsvergleichender Sicht. Göttingen: Universitätsverlag.

Schuster, H-P. (2002). Strukturelle Entwicklung der internistischen Intensivmedizin. In: *P. Lawin; H.W. Opderbecke; H.-P. Schuster,* (Hrsg.). <u>Die Intensivmedizin in Deutschland. Geschichte und Entwicklung</u>. Berlin, Heidelberg: Springer.

Schuster, H-P. (1998). Outcome nach Intensivtherapie. In <u>Medizinische Klinik</u> 93, 91 – 98.

Stadler, C. (1991). <u>Sterbehilfe - gestern und heute</u>. Bonn: Psychiatrie.

Statistische Ämter des Bundes und der Länder (Hrsg.) (2007). <u>Demografischer Wandel in Deutschland - Bevölkerungs- und Haushaltsentwicklung</u>. Ausgabe 2007. Wiesbaden.

Statistisches Bundesamt (Hrsg.) (2002). <u>Statistisches Jahrbuch 2002. Für die Bundesrepublik Deutschland und für das Ausland</u>. Wiesbaden. CD-ROM.

Steinbereithner, K.; Bergmann, H. (1984). Die Intensivstation. Begriffsbestimmung, Aufgabenbereich, Typen. In: *K. Steinbereithner; Hans Bergmann* (Hrsg.). <u>Intensivstation, -pflege, -therapie. Möglichkeiten, Erfahrungen und Grenzen</u>. Stuttgart: Thieme.

Steppe, H. (1984). Sterbebegleitung auf der Intensivstation aus der Sicht der Krankenschwester. In: *I. Spiegel-Rösing, H. Petzold* (Hrsg.). <u>Die Begleitung Sterbender: Theorie und Praxis der Thanatotherapie</u>. Paderborn: Junfermann, 593-604.

Timm, W. (2000). <u>Sterbebegleitung auf der Intensivstation</u>. Stuttgart: Kohlhammer.

Truog, R. D. et al. (2001). Recommendations for end-of-life care in the intensive care unit: The Ethics Committee of the Society of Critical Care Medicine. <u>Critical Care Medicine</u>, Vol. 29, No. 12. 2332- 2348.

Vollmann, J. (2003). <u>Gesundheitsberichterstattung des Bundes Heft 2. Sterbebegleitung.</u> Berlin: Robert Koch-Institut.

Weber, M. et al. (2001). Ethische Entscheidungen am Lebensende. Sorgsames Abwägen der jeweiligen Situation. Ergebnisse einer Ärztebefragung in Rheinland-Pfalz. <u>Deutsches Ärzteblatt</u> 2001, 98 (48), A 3184 – 3188.

Weingarten, E. (1984). Bemerkungen zur sozialen Organisation des Sterbens im Krankenhaus. In: *R. Winau, H.-P. Rosemeier* (Hrsg.). <u>Tod und Sterben</u>. 349-357. Berlin: de Gruyter.

Wilhelm, J., Balzer, E. (1989). Intensivpflege zwischen Patient und Medizin – Sozio-
logische Untersuchungen zum Verhältnis von Pflegenden und Ärzten auf Intensivstationen. In: *H.-U. Deppe, F. Friedrich, R. Müller* (Hrsg.). Das Krankenhaus: Kosten, Technik oder humane Versorgung. Frankfurt: Campus.

Will, R. (2006). Das Recht auf einen menschenwürdigen Tod - Sterbehilfe und
Patientenverfügung als grundrechtliche Freiheit zur Selbstbestimmung. Vorgänge Heft 3/2006, 43-71.

Wissenschaftlicher Beirat der Bundesärztekammer (1998). Richtlinien zur Feststellung des Hirntodes - Dritte Fortschreibung 1997 mit Ergänzungen gemäß
Transplantationsgesetz (TPG). Deutsches Ärzteblatt 95, Heft 30, A-1861-
1868.

Zieger, A., Hohlfelder, P. Dörner, K. (2002). Sind „Patientenverfügungen" ein geeignetes Mittel für ein „Sterben in Würde"? Kritische Überlegungen aus beziehungsethischer Sicht. Intensiv 10/5, 223-234.

12. Anhang

Inhaltsverzeichnis Anhang

Stationsmerkmal-Erhebungsbogen

Begleitend zum Fragebogen **"Sterbebegleitung auf Intensivstationen"** werden folgende Daten von den jeweiligen Intensivstationen benötigt:

Daten	Begründung
• Name der Station: • Krankenhaus:	Zuordnung
• therapeutischer Schwerpunkt:	Zusammenhang mit möglichen Belastungsfaktoren
• Bettenzahl: • Beatmungsplätze:	ungefähres Maß für Größe und Intensität
Anzahl (nicht Stellen) der examinierten Pflegekräfte, die zum Erhebungszeitraum auf der Intensivstation tätig (keine Abwesenden) sind, getrennt nach Krankenschwestern und –pfleger: • Schwestern: • Pfleger: • Durchschnittsalter, wenn möglich (z.B. durch Angabe aller Geburtsjahre)	wichtig vorab für die Anzahl benötigter Fragebögen, Feststellung der Rücklaufquote wichtig zur Charakterisierung der Drop-Outs
Patientenzahl vom 01.01.01 - 30.04.01: • Anzahl der in dieser Zeit verstorbenen Patienten:	Ermittlung der Sterberate, dient der Beantwortung der Frage, ob Anzahl der erinnerten Sterbefälle abhängig ist von Todeshäufigkeit.
• Die durchschnittliche Verweildauer der verstorbenen Patienten	Verweildauer als Maß einer möglichen Beziehungsintensität; dient der Beantwortung der Frage, ob Anzahl der Bertreuungstage der geschilderten Fälle eher Ausnahme oder Regel sind.
• Sterbezimmer vorhanden? • Aufbahrungszimmer vorhanden?	Räumliche Ausstattung

Mit diesem anonymen Fragebogen sollen die Ressourcen und Belastungen des Pflegepersonals bei der Sterbebegleitung auf Intensivstationen ermittelt werden. Die Auswertung soll die verschieden Ursachen hierfür aufzeigen und dazu dienen Maßnahmen zu entwickeln, die die Pflegekräfte bei der Sterbebegleitung unterstützen.

Weitere Informationen finden Sie im Aushang auf einem **grünen Blatt**.

Anleitung zum Ausfüllen:

Bitte lesen Sie sich jede Frage in Ruhe durch.

Bitte folgen Sie den *kursiv* geschriebenen Anleitungen im Fragebogen.

Bitte schreiben Sie bei offenen Fragen (wo keine Antwortkategorie vorgegeben ist) Ihre Antwort stichwortartig in das dazugehörige Feld. Falls dies nicht ausreichen sollte, können Sie auch einen Verweis machen und den freien Platz am Ende der letzten Seite nutzen.

Bitte machen Sie bei geschlossenen Fragen (wo Antwortmöglichkeiten vorgegeben sind) in jeder Zeile **ein** Kreuz in dem für Sie zutreffenden Kästchen. Die Antwortkategorie "trifft nicht zu" (Frage 6) ist dann anzukreuzen, wenn die genannte Verarbeitungsmöglichkeit bei Ihnen nicht gegeben ist (z.B. 6.3. Sie zur Zeit keineN festeN PartnerIn haben).

Bei Unterfragen (z.B. 3.8.1., 3.8.2., 5.1.1.) antworten Sie bitte nur, wenn die Frage auf Sie zutrifft (also Ihre vorherige Antwort dementsprechend war).

Bitte beantworten Sie möglichst alle Fragen (Ausnahmen siehe oben).

Anmerkung: Mit „Patient" ist ebenso „Patientin" gemeint.

Nach dem Ausfüllen:

Bitte legen Sie den ausgefüllten Bogen **bis zum -----** in den beschrifteten großen, braunen Umschlag.

Wenden Sie sich bitte an Ihre Stationsleitung, wenn Sie nicht wissen, wo sich der braune Sammelumschlag befindet. Wenn Sie wollen können Sie den ausgefüllten Fragebogen vorher auch noch zusammenfalten und heften oder in einem weiteren Umschlag verschließen, damit er von KollegInnen nicht eingesehen werden kann. Ich hole das braune Couvert ab. Für Rückfragen stehe ich gern unter der Tel.Nr.: ---------
zur Verfügung.

Vielen Dank für Ihre Mitarbeit!

Corinna Meyer-Suter

1. Was geht Ihnen beim Thema "Sterben auf der Intensivstation" spontan durch den Kopf?

	ja	nein
2. Erinnern Sie Situationen auf <u>dieser</u> Intensivstation, in denen ein Patient, den Sie betreut haben, während Ihres Dienstes verstorben ist?	☐	☐

wenn nein bitte weiter mit Frage 5

3. Denken Sie jetzt bitte nur noch an <u>eine</u> Situation, in der Sie mit der Sterbebegleitung <u>zufrieden</u> waren. Wenn Ihnen keine solche Situation einfällt bitte weiter mit Frage 4	ja	nein	weiß nicht
3.1. Liegt diese Situation ca. innerhalb der letzten 3 Monate?	☐	☐	
3.2. Verstarb der Patient unerwartet?	☐	☐	
3.3. Verstarb der Patient ca. innerhalb der ersten drei Stunden auf der Intensivstation (z.B. im Rea-Raum)?	☐	☐	
3.4. War der Patient im Laufe des Aufenthalts auf der Intensivstation ansprechbar?	☐	☐	☐
3.5. War der Patient direkt vor seinem Tod ansprechbar?	☐	☐	
3.6. War der Patient über seine gesundheitliche Prognose informiert?	☐	☐	☐
3.7. Waren die Angehörigen über seine gesundheitliche Prognose informiert?	☐	☐	☐
3.8. War der Wille des Patienten bekannt?	☐	☐	☐
3.8.1. **Wenn ja**, was wollte der Patient?			
3.8.2. Wurde nach seinem Willen gehandelt?	☐	☐	☐
3.9. Wurde die Entscheidung bezüglich Therapie bzw. Therapieverzicht konsequent eingehalten?	☐	☐	☐
3.9.1. Wenn ärztlicherseits die Therapie eingestellt wurde, was für Auswirkungen hatte das auf Ihre Pflege?			
3.10. Waren Sie am Bett des Patienten, als er starb?	☐	☐	
3.11. Waren Angehörige dort?	☐	☐	
3.12. Waren Freunde dort?	☐	☐	
3.13. War anderes Pflegepersonal dort?	☐	☐	
3.14. Hatten Sie Ihrer Meinung nach genügend Zeit für den Patienten in seiner Sterbephase?	☐	☐	
3.15. Wie viele Tage haben Sie den Patienten insgesamt betreut?	_____ Tage		

3.16. Wie belastend war die Situation für Sie?	☐ gar nicht	☐ gering	☐ mittel	☐ stark

3.17. Können Sie die Gründe für das Ausmaß Ihrer Belastung bitte näher erläutern? *(bitte auch, wenn Sie "gar nicht" angekreuzt haben!)*

4. Denken Sie jetzt bitte nur noch an <u>eine</u> Situation, in der Sie mit der Sterbebegleitung <u>unzufrieden</u> waren. Wenn Ihnen keine solche Situation einfällt bitte weiter mit Frage 5	ja	nein	weiß nicht
4.1. Liegt diese Situation ca. innerhalb der letzten 3 Monate?	☐	☐	
4.2. Verstarb der Patient unerwartet?	☐	☐	
4.3. Verstarb der Patient ca. innerhalb der ersten drei Stunden auf der Intensivstation (z.B. im Rea-Raum)?	☐	☐	
4.4. War der Patient im Laufe des Aufenthalts auf der Intensivstation ansprechbar?	☐	☐	☐
4.5. War der Patient direkt vor seinem Tod ansprechbar?	☐	☐	
4.6. War der Patient über seine gesundheitliche Prognose informiert?	☐	☐	☐
4.7. Waren die Angehörigen über seine gesundheitliche Prognose informiert?	☐	☐	☐
4.8. War der Wille des Patienten bekannt?	☐	☐	☐
4.8.1. **Wenn ja**, was wollte der Patient?			
4.8.2. Wurde nach seinem Willen gehandelt?	☐	☐	☐
4.9. Wurde die Entscheidung bezüglich Therapie bzw. Therapieverzicht konsequent eingehalten?	☐	☐	☐
4.9.1. Wenn ärztlicherseits die Therapie eingestellt wurde, was für Auswirkungen hatte das auf Ihre Pflege?			
4.10. Waren Sie am Bett des Patienten, als er starb?	☐	☐	
4.11. Waren Angehörige dort?	☐	☐	
4.12. Waren Freunde dort?	☐	☐	
4.13. War anderes Pflegepersonal dort?	☐	☐	
4.14. Hatten Sie Ihrer Meinung nach genügend Zeit für den Patienten in seiner Sterbephase?	☐	☐	
4.15. Wie viele Tage haben Sie den Patienten insgesamt betreut?	_____ Tage		

4.16. Wie belastend war die Situation für Sie?	☐ gar nicht	☐ ge-ring	☐ mittel	☐ stark

4.17. Können Sie die Gründe für das Ausmaß Ihrer Belastung bitte näher erläutern? *(bitte auch, wenn Sie "gar nicht" angekreuzt haben!)*

5. Unterstützungsmöglichkeiten	ja	nein
5.1. Haben Sie zur Zeit die Möglichkeit an einer Supervision oder Balintgruppe teilzunehmen?	☐	☐
5.1.1. **Wenn ja**: nehmen Sie daran teil?	☐	☐
5.1.2. **Wenn nein**: würden Sie gern teilnehmen, wenn Sie die Möglichkeit hätten?	☐	☐
5.2. Würden Sie gern eine Fortbildung zum Thema Sterbebegleitung auf Intensivstationen besuchen?	☐	☐

6. Wie verarbeiten Sie belastende Sterbesituationen? *bitte entscheiden Sie, ob und wie die aufgeführten Möglichkeiten auf Sie zutreffen*	ja	eher ja	eher nein	nein	trifft nicht zu
6.1. im Gespräch mit KollegInnen	☐	☐	☐	☐	
6.2. im Gespräch mit ÄrztInnen	☐	☐	☐	☐	
6.3. im Gespräch mit dem/r PartnerIn	☐	☐	☐	☐	☐
6.4. im Gespräch mit FreundInnen	☐	☐	☐	☐	
6.5. in der Supervision / Balintgruppe	☐	☐	☐	☐	☐
6.6. durch innere Reflexion/Erfahrung	☐	☐	☐	☐	
6.7. mit Hilfe meines Glaubens	☐	☐	☐	☐	☐
6.8. durch Ablenkung mit angenehmen Dingen	☐	☐	☐	☐	
6.9. anderes? Bitte angeben:					

7. Erfahrungen und Einstellungen zum Thema Transplantation	ja	nein
7.1. Haben Sie jemals hirntote Patienten (Organspender) vor Organentnahme Explantation) betreut?	☐	☐
7.2. Haben Sie jemals Patienten (Organempfänger) nach Organimplantation betreut?	☐	☐
7.3. Wartet in Ihrem engen Familien- oder Freundeskreis jemand auf eine Organspende?	☐	☐
7.4. Besitzen Sie selbst einen Organspendeausweis?	☐	☐
7.4.1. **Wenn ja**, tragen Sie diesen in der Regel bei sich?	☐	☐
7.5. Können Sie bitte erläutern, aus welchen Gründen Sie sich <u>für oder gegen</u> eine Organentnahme nach Feststellung des Hirntodes bei Ihnen aussprechen?		

8. Warum arbeiten Sie auf einer Intensivstation? *bitte entscheiden Sie, ob und wie die aufgeführten Möglichkeiten auf Sie zutreffen*	ja	eher ja	eher nein	nein
8.1. sie bietet eine medizinische Herausforderung	☐	☐	☐	☐
8.2. um Menschenleben zu retten	☐	☐	☐	☐
8.3. weil hier Intensivpflege möglich ist	☐	☐	☐	☐
8.4. Nähe zum Patienten durch Bezugspflege	☐	☐	☐	☐
8.5. gute Zusammenarbeit mit Ärzten	☐	☐	☐	☐
8.6. Umgang mit viel Technik	☐	☐	☐	☐
8.7. hat sich so ergeben	☐	☐	☐	☐
8.8. „nettes Team hier" (freundliche Atmosphäre)	☐	☐	☐	☐
8.9. höheres Gehalt	☐	☐	☐	☐
8.10. anderes? Bitte angeben:				

9. **Wie sollte Ihrer Meinung nach die optimale Sterbebegleitung auf einer Intensivstation aussehen?**

9.1.   Was für Bedingungen sind dafür notwendig?

9.2.   Was ist <u>Ihnen</u> dabei besonders wichtig?

10. Einschätzung des Ist-Zustandes	ja	eher ja	eher nein	nein
10.1. Halten Sie auf Ihrer Station Ihre oben genannten Bedingungen für eine optimale Sterbebegleitung für erfüllt?	☐	☐	☐	☐
10.2. Mögen Sie Ihre Antwort kurz erläutern?				

11. Noch kurz ein paar Fragen zu Ihnen:

11.1.	Sie sind	☐ männlich	☐ weiblich

11.2.　Ihr Alter ist　　☐ bis 25 ☐ 26 - 30 ☐ 31 - 35 ☐ 36 - 40 ☐ 41 + älter

11.3.　Seit wie vielen Jahren arbeiten Sie auf Intensivstationen?

☐ weniger als 2 ☐ 2 - 3 ☐ 4 - 5 ☐ 6 - 10 ☐ 11 - 15 ☐ mehr als 15 Jahre

11.4.　Sie arbeiten　　　☐ Vollzeit　　　　☐ Teilzeit

11.5.　Auf welcher Intensivstation arbeiten Sie zu Zeit?

Krankenhaus:　　　　　　　　　　　Station:

		ja	nein
11.6.	Haben Sie die A+I Weiterbildung absolviert?	☐	☐
11.7.	Machen Sie zur Zeit die A+I Weiterbildung?	☐	☐
11.8.	Haben Sie den Tod von nahen Angehörigen oder Freunden miterlebt?	☐	☐
11.8.1.	Wenn ja, lag jemand davon vorher auf einer Intensivstation?	☐	☐
11.8.2.	Beeinflusst diese Erfahrung Ihren Umgang mit Sterbenden?	☐	☐

12. Haben Sie Anmerkungen, die Sie noch loswerden wollen?

Nochmals vielen Dank!

Dokumentation

Grundsätze der Bundesärztekammer zur ärztlichen Sterbebegleitung

Präambel

Aufgabe des Arztes ist es, unter Beachtung des Selbstbestimmungsrechtes des Patienten Leben zu erhalten, Gesundheit zu schützen und wieder herzustellen sowie Leiden zu lindern und Sterbenden bis zum Tod beizustehen. Die ärztliche Verpflichtung zur Lebenserhaltung besteht daher nicht unter allen Umständen.

So gibt es Situationen, in denen sonst angemessene Diagnostik und Therapieverfahren nicht mehr angezeigt und Begrenzungen geboten sein können. Dann tritt palliativ-medizinische Versorgung in den Vordergrund. Die Entscheidung hierzu darf nicht von wirtschaftlichen Erwägungen abhängig gemacht werden.

Unabhängig von anderen Zielen der medizinischen Behandlung hat der Arzt in jedem Fall für eine Basisbetreuung zu sorgen. Dazu gehören u. a.: menschenwürdige Unterbringung, Zuwendung, Körperpflege, Lindern von Schmerzen, Atemnot und Übelkeit sowie Stillen von Hunger und Durst.

Art und Ausmaß einer Behandlung sind gemäß der medizinischen Indikation vom Arzt zu verantworten; dies gilt auch für die künstliche Nahrungs- und Flüssigkeitszufuhr. Er muss dabei den Willen des Patienten beachten. Ein offensichtlicher Sterbevorgang soll nicht durch lebenserhaltende Therapien künstlich in die Länge gezogen werden. Bei seiner Entscheidungsfindung soll der Arzt mit ärztlichen und pflegenden Mitarbeitern einen Konsens suchen.

Aktive Sterbehilfe ist unzulässig und mit Strafe bedroht, auch dann, wenn sie auf Verlangen des Patienten geschieht. Die Mitwirkung des Arztes bei der Selbsttötung widerspricht dem ärztlichen Ethos und kann strafbar sein.

Diese Grundsätze können dem Arzt die eigene Verantwortung in der konkreten Situation nicht abnehmen. Alle Entscheidungen müssen individuell erarbeitet werden.

I. Ärztliche Pflichten bei Sterbenden

Der Arzt ist verpflichtet, Sterbenden, d.h. Kranken oder Verletzten mit irreversiblem Versagen einer oder mehrerer vitaler Funktionen, bei denen der Eintritt des Todes in kurzer Zeit zu erwarten ist, so zu helfen, dass sie unter menschenwürdigen Bedingungen sterben können.

Die Hilfe besteht in palliativ-medizinischer Versorgung und damit auch in Beistand und Sorge für Basisbetreuung. Dazu gehören nicht immer Nahrungs- und Flüssigkeitszufuhr, da sie für Sterbende eine schwere Belastung darstellen können. Jedoch müssen Hunger und Durst als subjektive Empfindungen gestillt werden.

Maßnahmen zur Verlängerung des Lebens dürfen in Übereinstimmung mit dem Willen des Patienten unterlassen oder nicht weitergeführt werden, wenn diese nur den Todeseintritt verzögern und die Krankheit in ihrem Verlauf nicht mehr aufgehalten werden kann. Bei Sterbenden kann die Linderung des Leidens so im Vordergrund stehen, dass eine möglicherweise dadurch bedingte unvermeidbare Lebensverkürzung hin-genommen werden darf. Eine gezielte Lebensverkürzung durch Maßnahmen, die den Tod herbeiführen oder das Sterben beschleunigen sollen, ist als aktive Sterbehilfe unzulässig und mit Strafe bedroht.

Die Unterrichtung des Sterbenden über seinen Zustand und mögliche Maßnahmen muss wahrheitsgemäß sein, sie soll sich aber an der Situation des Sterbenden orientieren und vorhandenen Ängsten Rechnung tragen. Der Arzt kann auch Angehörige des Patienten und diesem nahe stehende Personen informieren, wenn er annehmen darf, dass dies dem Willen des Patienten entspricht. Das Gespräch mit ihnen gehört zu seinen Aufgaben.

II. Verhalten bei Patienten mit infauster Prognose

Bei Patienten, die sich zwar noch nicht im Sterben befinden, aber nach ärztlicher Erkenntnis aller Voraussicht nach in absehbarer Zeit sterben werden, weil die Krankheit weit fortgeschritten ist, kann eine Änderung des Behandlungszieles indiziert sein, wenn lebenserhaltende Maßnahmen Leiden nur verlängern würden und die Änderung des Therapieziels dem Willen des Patienten entspricht. An die Stelle von Lebensverlängerung und Lebenserhaltung treten dann palliativ-medizinische Versorgung einschließlich pflegerischer Maßnahmen. In Zweifelsfällen sollte eine Beratung mit anderen Ärzten und den Pflegenden erfolgen.

Bei Neugeborenen mit schwersten Beeinträchtigungen durch Fehlbildungen oder Stoffwechselstörungen, bei denen keine Aussicht auf Heilung oder Besserung besteht, kann nach hinreichender Diagnostik und im Einvernehmen mit den Eltern eine lebenserhaltende Behandlung, die ausgefallene oder ungenügende Vitalfunktionen ersetzen soll, unterlassen oder nicht weitergeführt werden. Gleiches gilt für extrem unreife Kinder, deren unausweichliches Sterben abzusehen ist, und für Neugeborene, die schwerste Zerstörungen des Gehirns erlitten haben. Eine weniger schwere Schädigung ist kein Grund zur Vorenthaltung oder zum Abbruch lebenserhaltender Maßnahmen, auch dann nicht, wenn Eltern dies fordern. Wie bei Erwachsenen gibt es keine Ausnahmen von der Pflicht zu leidensmindernder Behandlung und Zuwendung, auch nicht bei unreifen Frühgeborenen.

III. Behandlung bei schwerster zerebraler Schädigung und anhaltender Bewusstlosigkeit

Patienten mit schwersten zerebralen Schädigungen und anhaltender Bewusstlosigkeit (apallisches Syndrom; auch so genanntes Wachkoma) haben, wie alle Patienten, ein Recht auf Behandlung, Pflege und Zuwendung. Lebenserhaltende Therapie einschließlich – ggf. künstlicher – Ernährung ist daher unter Beachtung ihres geäußerten Willens oder mutmaßlichen Willens grundsätzlich geboten. Soweit bei diesen Patienten eine Situation eintritt, wie unter I – II beschrieben, gelten die dort dargelegten Grundsätze. Die Dauer der Bewusstlosigkeit darf kein alleiniges Kriterium für den Verzicht auf lebenserhaltende Maßnahmen sein. Hat der Patient keinen Bevollmächtigten in Gesundheitsangelegenheiten, wird in der Regel die Bestellung eines Betreuers erforderlich sein.

IV. Ermittlung des Patientenwillens

Bei einwilligungsfähigen Patienten hat der Arzt die durch den angemessen aufgeklärten Patienten aktuell geäußerte Ablehnung einer Behandlung zu beachten, selbst wenn sich dieser Wille nicht mit den aus ärztlicher Sicht gebotenen Diagnose- und Therapiemaßnahmen deckt. Das gilt auch für die Beendigung schon eingeleiteter lebenserhaltender Maßnahmen. Der Arzt soll Kranken, die eine notwendige Behandlung ablehnen, helfen, die Entscheidung zu überdenken.

Bei einwilligungsunfähigen Patienten ist die in einer Patientenverfügung zum Ausdruck gebrachte Ablehnung einer Behandlung für den Arzt bindend, sofern die konkrete Situation derjenigen entspricht, die der Patient in der Verfügung beschrieben hat, und keine Anhaltspunkte für eine nachträgliche Willensänderung erkennbar sind.

Soweit ein Vertreter (z. B. Eltern, Betreuer oder Bevollmächtigter in Gesundheitsangelegenheiten) vorhanden ist, ist dessen Erklärung maßgeblich; er ist gehalten, den (ggf. auch mutmaßlichen) Willen des Patienten zur

Geltung zu bringen und zum Wohl des Patienten zu entscheiden. Wenn der Vertreter eine ärztlich indizierte lebenserhaltende Maßnahme ablehnt, soll sich der Arzt an das Vormundschaftsgericht wenden. Bis zur Entscheidung des Vormundschaftsgerichts soll der Arzt die Behandlung durchführen.

Liegt weder vom Patienten noch von einem gesetzlichen Vertreter oder einem Bevollmächtigten eine bindende Erklärung vor und kann eine solche nicht – auch nicht durch Bestellung eines Betreuers – rechtzeitig eingeholt werden, so hat der Arzt so zu handeln, wie es dem mutmaßlichen Willen des Patienten in der konkreten Situation entspricht. Der Arzt hat den mutmaßlichen Willen aus den Gesamtumständen zu ermitteln. Anhaltspunkte für den mutmaßlichen Willen des Patienten können neben früheren Äußerungen seine Lebenseinstellung, seine religiöse Überzeugung, seine Haltung zu Schmerzen und zu schweren Schäden in der ihm verbleibenden Lebenszeit sein. In die Ermittlung des mutmaßlichen Willens sollen auch Angehörige oder nahe stehende Personen als Auskunftspersonen einbezogen werden, wenn angenommen werden kann, dass dies dem Willen des Patienten entspricht.

Lässt sich der mutmaßliche Wille des Patienten nicht anhand der genannten Kriterien ermitteln, so soll der Arzt für den Patienten die ärztlich indizierten Maßnahmen ergreifen und sich in Zweifelsfällen für Lebenserhaltung entscheiden. Dies gilt auch bei einem apallischen Syndrom.

V. Patientenverfügungen, Vorsorgevollmachten und Betreuungsverfügungen

Mit Patientenverfügungen, Vorsorgevollmachten und Betreuungsverfügungen nimmt der Patient sein Selbstbestimmungsrecht wahr. Sie sind eine wesentliche Hilfe für das Handeln des Arztes.

Eine Patientenverfügung (auch Patiententestament genannt) ist eine schriftliche oder mündliche Willensäußerung eines einwilligungsfähigen Patienten zur zukünftigen Behandlung für den Fall der Äußerungsunfähigkeit. Mit ihr kann der Patient seinen Willen äußern, ob und in welchem Umfang bei ihm in bestimmten, näher umrissenen Krankheitssituationen medizinische Maßnah-

men eingesetzt oder unterlassen werden sollen.

Anders als ein Testament bedürfen Patientenverfügungen keiner Form, sollten aber schriftlich abgefasst sein.

Mit einer Vorsorgevollmacht kann der Patient für den Fall, dass er nicht mehr in der Lage ist, seinen Willen zu äußern, eine oder mehrere Personen bevollmächtigen, Entscheidungen mit bindender Wirkung für ihn, u. a. in seinen Gesundheitsangelegenheiten, zu treffen (§ 1904 Abs. 2 BGB).

Vorsorgevollmachten sollten schriftlich abgefasst sein und die von ihnen umfassten ärztlichen Maßnahmen möglichst benennen. Eine Vorsorgevollmacht muss schriftlich niedergelegt werden, wenn sie sich auf Maßnahmen erstreckt, bei denen die begründete Gefahr besteht, dass der Patient stirbt oder einen schweren und länger dauernden gesundheitlichen Schaden erleidet. Schriftform ist auch erforderlich, wenn die Vollmacht den Verzicht auf lebenserhaltende Maßnahmen umfasst.

Die Einwilligung des Bevollmächtigten in Maßnahmen, bei denen die begründete Gefahr besteht, dass der Patient stirbt oder einen schweren und länger dauernden gesundheitlichen Schaden erleidet, bedarf der Genehmigung des Vormundschaftsgerichts, es sei denn, dass mit dem Aufschub Gefahr verbunden ist (§ 1904 Abs. 2 BGB). Ob dies auch bei einem Verzicht auf lebenserhaltende Maßnahmen gilt, ist umstritten. Jedenfalls soll sich der Arzt, wenn der Bevollmächtigte eine ärztlich indizierte lebenserhaltende Maßnahme ablehnt, an das Vormundschaftsgericht wenden. Bis zur Entscheidung des Vormundschaftsgerichts soll der Arzt die Behandlung durchführen.

Eine Betreuungsverfügung ist eine für das Vormundschaftsgericht bestimmte Willensäußerung für den Fall der Anordnung einer Betreuung. In ihr können Vorschläge zur Person eines Betreuers und Wünsche zur Wahrnehmung seiner Aufgaben geäußert werden. Eine Betreuung kann vom Gericht für bestimmte Bereiche angeordnet werden, wenn der Patient nicht in der Lage ist, seine Angelegenheiten selbst zu besorgen, eine Vollmacht hierfür nicht vorliegt oder nicht ausreicht. Der Betreuer entscheidet im Rahmen seines Aufgabenkreises für den Betreuten. Zum Erfordernis der Genehmigung durch das Vormundschaftsgerichts wird auf die Ausführungen zum Bevollmächtigten verwiesen. ◻

144

Leitlinie zu Grenzen der intensivmedizinischen Behandlungspflicht*

Präambel

Die Entwicklung der intensivmedizinischen Methoden zur Akut- und Dauerreanimation hat Recht und Medizin mit einer Vielzahl neuer Probleme konfrontiert, die von der Definition des Todesbegriffes bis zur Festlegung der Grenzen ärztlicher Behandlungspflicht reichen. Eines der zentralen Probleme war und ist nach wie vor die Sterbehilfe. Dazu ergingen Richtlinien der Schweizerischen Akademie der Medizinischen Wissenschaften „Ärztliche Hilfe für den Sterbenden" von 1976 (1), die darauf fußenden „Richtlinien für die Sterbehilfe" der Bundesärztekammer (BÄK) von 1979 (2) und ihre überarbeitete Fassung „Richtlinien zur Sterbebegleitung von 1993 (3), ferner die „Resolution zur Behandlung Todkranker und Sterbender" der Deutschen Gesellschaft für Chirurgie aus dem Jahr 1979 (4). Diese Stellungnahmen bezogen sich ausdrücklich auf „Sterbende". Hierzu geben die Schweizerischen Richtlinien die Definition:

„Ein Sterbender ist ein Kranker oder Verletzter, bei dem der Arzt aufgrund einer Reihe klinischer Zeichen zur Überzeugung kommt, daß die Krankheit oder die traumatische Schädigung infaust verläuft und der Tod in kurzer Zeit eintreten wird."

Die genannten Verlautbarungen enthalten somit keine Äußerungen zu den Grenzen der ärztlichen Behandlungspflicht in der Intensivmedizin oder bei irreversibel Bewußtlosen, obgleich gerade bei diesen Patienten die Problematik evident ist, ob und inwieweit der Arzt berechtigt oder auch verpflichtet ist, in Abhängigkeit von Diagnose und Prognose auf Maßnahmen zur künstlichen Aufrechterhaltung gestörter Vitalfunktionen zu verzichten.

Aus diesem Grund sah sich die Schweizerische Akademie der Medizinischen Wissenschaften veranlaßt, ihre Richtlinien aus dem Jahr 1976 zu erweitern und mit dem Titel „Medizinisch-ethische Richtlinien für die ärztliche Betreuung sterbender und zerebral schwerst geschädigter Patienten" im Juli 1995 zu publizieren (5).

Dem folgte die BÄK, indem sie im September 1998 „Grundsätze zur ärztlichen Sterbebegleitung" veröffentlichte (6), die nun drei Fallgruppen umfassen:

1. „Sterbende" (wie bisher),
2. Patienten mit infauster Prognose und weit fortgeschrittener Krankheit" sowie „Neugeborene mit schwersten kongenitalen Mißbildungen,
3. Patienten mit lebensbedrohlichen Krankheiten sowie mit schwersten zerebralen Schädigungen und anhaltender Bewußtlosigkeit (apallisches Syndrom, Wachkoma).

Intensivmedizinische Patienten sind am ehesten der 3. Gruppe zuzuordnen. Die „Grundsätze" der BÄK führen in dieser Gruppe ausdrücklich jedoch auch Patienten mit apallischem Syndrom und sog. „Wachkoma"-Patienten auf, die als Langzeit-Pflegefälle eine andere Problematik bieten als die Intensivtherapie-Patienten.

Die BÄK-Grundsätze, ebenso wie alle anderen erwähnten Stellungnahmen zur Sterbehilfe, beziehen sich zwar auch auf Patienten in der Intensivbehandlung. Sie treffen aber insoweit nicht den Kern der Problematik. Zu entscheiden ist hier vor allem, ob bei Patienten mit infauster Prognose eine Fortsetzung und Intensivierung der lebensverlängernden Therapie noch sinnvoll und vertretbar ist, wenn sie sich, ohne bereits moribund zu sein, unter der Intensivbehandlung laufend weiter verschlechtern. In dieser, für die Dauerreanimation typischen Situation stellt sich die Frage nach der medizinischen Indikation intensivtherapeutischer Maßnahmen im Grenzbereich zwischen Leben und Tod.

*   Anästh. Intensivmed. 40 (1999) 94 - 96

XII - 16

Sie ist neben dem erklärten oder mutmaßlichen Willen des Patienten von essentieller Bedeutung für die Bestimmung der Grenzen der Therapie.

Da der intensivmedizinisch tätige Arzt fast täglich mit dieser schwierigen Entscheidung konfrontiert wird, die Grundsätze der BÄK jedoch auf diese Fragestellung nicht genügend differenziert eingehen, hat das Präsidium der DGAI die nachstehenden „Leitlinien für die Grenzen intensivmedizinischer Behandlungspflicht" beschlossen. Sie vertreten keine Gegenposition zu den Grundsätzen der BÄK, sondern sollen sie ergänzen und damit dem Intensivmediziner eine Entscheidungshilfe anbieten.

Die DGAI verwendet bewußt den Begriff Leitlinien. Sie sind ihrer Natur nach Empfehlungen, die einen Entscheidungskorridor aufzeigen, der dem Arzt Beurteilungs- und Ermessensspielräume beläßt. Die Unwägbarkeiten biologischen Geschehens mit seinen fließenden Übergängen und die Bandbreite ethischer Verhaltensnormen eignen sich nur begrenzt für strikte Reglementierungen.

1. Aktive Sterbehilfe

Definition:

Tötung eines unheilbar Kranken aufgrund seines ernstlichen Willens durch eine aktive Handlung.

Leitlinie:

Die aktive Sterbehilfe, die einen infausten Krankheitsverlauf gezielt abkürzt und den Tod des Patienten herbeiführt oder beschleunigt, ist mit dem Heilauftrag des Arztes unvereinbar und ethisch nicht zu rechtfertigen. Sie ist als „Tötung auf Verlangen" durch § 216 StGB unter Strafe gestellt. Ärztlicherseits ist die aktive Sterbehilfe kategorisch abzulehnen.

Kommentar:

Eine Lockerung des § 216 StGB würde die Tötung eines Schwerkranken für den Arzt und die Angehörigen zu einer realen Handlungsalternative machen. Angesichts physischer, psychischer und finanzieller Belastungen, die er seiner Umgebung verursacht, könnte sich der Patient genötigt fühlen, den Wunsch nach aktiver Sterbehilfe zu äußern. Der Entscheidungsdruck, der damit für den Patienten entstünde, wäre kein Beitrag zu mehr Humanität in der Behandlung Schwerstkranker und Sterbender, zumal die palliative Medizin heute über Möglichkeiten verfügt, Schmerzen und Ängste durch medikamentöse Behandlung zu lindern.

2. Passive Sterbehilfe

Definition:

Vezicht auf lebensverlängernde Behandlungsmaßnahmen, insbesondere auf die Wiederherstellung und Aufrechterhaltung vitaler Funktionen durch intensivmedizinische Verfahren, bei progredienten Erkrankungen mit infauster Prognose.

Leitlinie:

Die Anwendung lebensverlängernder intensivmedizinischer Verfahren setzt voraus:

1. Ihre medizinische Indikation in Abhängigkeit von der konkreten Situation des Einzelfalles. Lebensverlängernde Maßnahmen sind nicht mehr indiziert und sollten unterbleiben, wenn sie bei aussichtsloser Grunderkrankung für den Patienten keine Hilfe mehr bedeuten, sondern nur noch das Leiden und den unvermeidlichen Sterbevorgang verlängern. Die medizinische Indikation ist auch dann kritisch in Frage zu stellen, wenn eine irreversible Bewußtlosigkeit eingetreten ist.

2. Die Einwilligung des Patienten oder, falls er nicht entscheidungsfähig ist, seiner gesetzlichen Vertreter (Eltern minderjähriger Kinder) oder des gerichtlich bestellten Betreuers, ggf. mit Genehmigung des Vormundschaftsgerichtes.

Über unaufschiebbare Maßnahmen entscheidet der Arzt, soweit möglich nach Anhörung von Auskunftspersonen (nahe Angehörige), nach dem mutmaßlichen Willen des Patienten.

Darüber hinaus soll nach neuerer höchstrichterlicher Rechtsprechung („Kemptener Fall") auch bei einem aufschiebbaren Behandlungsabbruch (Beendigung der Sondenernährung) die mutmaßliche Einwilligung des Patienten ausreichen.

Der für die Intensivbehandlung verantwortliche Arzt sollte die Entscheidung über die Beendigung lebenserhaltender Maßnahmen im Rahmen der passiven Sterbehilfe nur mit Zustimmung des für die Behandlung des Grundleidens zuständigen Arztes treffen.

Kommentar:

ad 1)

Auf Grund seiner Garantenstellung ist der behandelnde Arzt verpflichtet, seinem Patienten die bestmögliche, die wirksamste Hilfe zu leisten. „Bestmögliche Hilfe" bedeutet in der Regel die Anwendung aller zur Verfügung stehender Mittel zur Heilung oder Besserung der Erkrankung und auch zur Verlängerung des Lebens. Beim Sterbenden und beim Schwerstkranken mit infauster Prognose kann „bestmögliche Hilfe" hingegen die Beschränkung auf Schmerzlinderung und Anxiolyse bedeuten, wenn durch die künstliche Aufrechterhaltung der vitalen Funktionen nur noch eine Verlängerung eines schweren Leidens und des Sterbens zu erreichen wäre. Auch bei irreversibel Bewußtlosen, bei denen jede Wahrnehmungs- und Kommunikationsfähigkeit auf Dauer verlorengegangen ist, kann der Verzicht auf eine künstliche Lebensverlängerung gerechtfertigt sein. Die Wiederherstellung und Aufrechterhaltung ihrer vitalen Funktionen bedeutet für sie keine Hilfe mehr. Die Lebensverlängerung ist dann medizinisch nicht oder nicht mehr indiziert. Die Einleitung und ebenso die Fortsetzung intensivmedizinischer Maßnahmen zur Lebensverlängerung sind, wie die höchstrichterliche Rechtsprechung ausdrücklich anerkannt hat, nicht schon deshalb unerläßlich, weil sie technisch möglich sind.

ad 2)

Ist der Patient entscheidungsfähig, so darf eine lebensverlängernde Maßnahme gegen seinen Willen weder eingeleitet noch fortgeführt werden. Dies gilt selbst dann, wenn die Maßnahme aus medizinischer Sicht eindeutig indiziert ist.

Intensivbehandlungspflichtige Patienten im Grenzbereich zwischen Leben und Tod sind meist nicht mehr einwilligungsfähig. In dringenden Fällen, wie beim Beginn von Wiederbelebungsmaßnahmen, muß der Arzt als „Geschäftsführer ohne Auftrag" nach dem mutmaßlichen Willen des Patienten handeln. Ergeben sich keine gegenteiligen Anhaltspunkte, so ist davon auszugehen, daß der Patient sich für die lebensrettende oder lebensverlängernde Maßnahme auch dann entscheiden würde, wenn sie nur noch geringe Chancen bietet.

Die Angehörigen können dem Arzt Hinweise zum mutmaßlichen Willen des Patienten geben. Sofern sie nicht die Rechte eines gesetzlichen Vertreters haben, wie die Eltern minderjähriger Kinder oder der vom Vormundschaftsgericht für diesen Aufgabenbereich bestellte Betreuer, steht ihnen aber keine Entscheidungskompetenz zu.

Eine im Zustand der Entscheidungsfähigkeit ausgefertigte Willenserklärung des Patienten („Patiententestament") ist für den Arzt verbindlich, wenn ihr hinreichend präziser Inhalt mit der aktuellen Situation übereinstimmt. Bleiben Zweifel, ob der Patient von zutreffenden Vorstellungen über die medizinischen Sachverhalte ausging, so kann seine Willenserklärung für den Arzt eine Orientierungshilfe darstellen.

Die längerdauernde Intensivbehandlung eines entscheidungsunfähigen Patienten erfordert die Bestellung eines „Betreuers" durch das zuständige Vormundschaftsgericht. Steht eine für den Patienten schwerwiegende Entscheidung an, wie die Frage eines Behandlungsabbruchs, ist der Betreuer gemäß § 1904 BGB verpflichtet, das Vormundschaftsgericht einzuschalten; ohne dessen Genehmigung darf ein schwerwiegender Eingriff nur durchgeführt werden, wenn mit dem Aufschub Gefahr verbunden ist.

Die höchstrichterliche Rechtsprechung läßt zwar die mutmaßliche Einwilligung des Patienten auch beim aufschiebbaren Eingriff genügen, stellt aber strenge Anforderungen an die Annahme, daß sie im konkreten Fall gegeben ist.

XII - 18

Der Verzicht auf aussichtslose lebensverlängernde Verfahren bedeutet keineswegs das Ende der
medizinischen Versorgung. Vielmehr hat der
Patient Anspruch auf weitere ärztliche und pflegerische Betreuung einschließlich Ernährung und
Flüssigkeitszufuhr auf natürlichem Weg. Zu dieser Grundversorgung gehören auch die Maßnahmen der Palliativmedizin, insbesondere die
Schmerzbekämpfung, und die persönliche Zuwendung.

Hilfreich für die Abgrenzung zwischen der obli-
gaten ärztlichen und pflegerischen Grundversorgung einerseits und den zur Disposition stehenden lebensverlängernden Verfahren andererseits
sind die differenzierenden Begriffe „Gewöhnliche
Mittel" und „Außergewöhnliche Mittel" (Remedia ordinaria und Remedia extraordinaria). Zu
den Remedia extraordinaria zählen die intensivmedizinischen Verfahren, insbesondere Reanimation, apparative Dauerbeatmung, Hämodialyse
und parenterale Ernährung.

3. Indirekte Sterbehilfe

Definition:

Palliative Behandlung eines Schwerstkranken,
insbesondere potente Schmerztherapie, unter
Inkaufnahme einer möglichen Lebensverkürzung
als unbeabsichtigte Nebenwirkung.

Leitlinie:

Zur bestmöglichen Hilfe, die der Arzt auf Grund
seiner Garantenstellung seinem Patienten schul-
det, gehört stets eine ausreichende Schmerztherapie. Diese Verpflichtung besteht bei unheilbar Erkrankten selbst dann, wenn nicht auszu-
schließen ist, daß eine unvermeidliche medikamentöse Nebenwirkung den Eintritt des Todes
beschleunigt.

Kommentar:

Das strikte Verdikt gegenüber der aktiven Sterbehilfe setzt zwingend voraus, daß ärztlicherseits
von den Möglichkeiten der Palliativmedizin, insbesondere der Schmerztherapie, im Grenzbereich
zwischen Leben und Tod im erforderlichen

Umfang unter angemessener Abwägung von
Wirkung und möglichen Nebenwirkungen
Gebrauch gemacht werden kann.

Auch die höchstrichterliche Rechtsprechung
erlaubt beim Sterbenden eine schmerzlindernde
Medikation unter Inkaufnahme unvermeidbarer
lebensverkürzender Nebenwirkungen.

Literatur

1. Schweizerische Akademie der Medizinischen Wissenschaften, Richtlinien für die Sterbehilfe, DÄBL 74 (1977),
1933
2. Bundesärztekammer, Richtlinien für die Sterbehilfe,
DÄBL 76 (1979), 957
3. Bundesärztekammer, Richtlinien für die Sterbebegleitung, DÄBL 90 (1993), A-2404
4. Deutsche Gesellschaft für Chirurgie, Resolution zur Behandlung Todkranker und Sterbender, Anaesthesist 28 (1979),
357
5. Schweizerische Akademie der Medizinischen Wissenschaften, medizinisch-ethische Richtlinien für die ärztliche
Betreuung sterbender und zerebral schwerst geschädigter
Patienten, Schweiz. Ärztezeitung 76 (1995), 122.
6. Bundesärztekammer, DÄBL 95 (1998), A-2365.

XII - 19